Rio S. U. Kashyap
Nalinakshamma M.
Shilpa Shetty

DTMs e placas oclusais

Rio S. U. Kashyap
Nalinakshamma M.
Shilpa Shetty

DTMs e placas oclusais

ScienciaScripts

Imprint

Cover image: www.ingimage.com

This book is a translation from the original published under ISBN 978-620-2-02685-7.

Publisher:
Sciencia Scripts
is a trademark of
Dodo Books Indian Ocean Ltd. and OmniScriptum S.R.L publishing group

120 High Road, East Finchley, London, N2 9ED, United Kingdom
Str. Armeneasca 28/1, office 1, Chisinau MD-2012, Republic of Moldova, Europe
Printed at: see last page
ISBN: 978-620-8-02574-8

RECONHECIMENTO

"Muitas vezes damos por garantidas as coisas que mais merecem a nossa gratidão."

~Cynthia Ozick

Mesmo os objectivos mais pequenos não podem ser alcançados sem as mãos levantadas para o apoio e a confiança dada por aqueles que fazem a diferença em tudo o que alcançamos. Assim é esta obra, onde o esforço coletivo permitiu alcançar o objetivo final.

Em primeiro lugar, exprimo a minha gratidão à minha estimada Professora e Guia ***Dra. Shilpa Shetty, Professora e Diretora do Departamento de Dentisteria Protética e Coroas e Pontes, V. S. Dental College & Hospital, Bengaluru,*** *que tem sido a minha inspiração, pela sua orientação inestimável, apoio constante e pelo estímulo intelectual dado, que guardarei sempre no meu coração. O seu constante oásis de ideias enriquece o processo de pensamento do aluno.*

Estou extremamente grato ao ***Dr. Nalinakshamma, Leitor, Departamento de Dentisteria Protética e Coroa e Ponte****, V. S. Dental College & Hospital, Bengaluru, cuja orientação e encorajamento em cada passo me ajudaram a completar este trabalho.*

Estou grato ao ***Dr. Manjunath M, Diretor, V. S. Dental College & Hospital, Bengaluru****, por me ter dado a oportunidade de estudar este tema. Estou-lhe muito grato por todas as facilidades que me concedeu.*

Gostaria de expressar o meu sincero reconhecimento a todos os outros ***membros do corpo docente do Departamento de Dentisteria Protética,*** *pelos seus valiosos conselhos e encorajamento.*

Aproveito esta oportunidade para agradecer a todos os meus ***colegas de pós-graduação*** *pela sua ajuda e cooperação, que sempre me mantiveram animado.*

*A título pessoal, exprimo os meus sinceros agradecimentos ao meu pai****, Dr. Satpal****, e à minha mãe,* ***Dra. Usha Devi****, que me tornaram conhecedor e me apoiaram em todas as minhas decisões. Agradeço à minha irmã,* ***Miss Reetika Kashyap****, pelo seu apoio moral constante.*

Acima de tudo, gostaria de agradecer aos ***poderes do Universo*** *por me terem abençoado.*

Dr. Rio SU Kashyap

ÍNDICE

I. INTRODUÇÃO

A articulação temporomandibular (ATM) é a articulação mais singular de todo o corpo, uma vez que uma articulação pode influenciar a função da outra. Trata-se de uma articulação sinovial do tipo condilar. Faz parte do sistema estomatognático, que inclui várias estruturas internas e externas. É uma das articulações mais complexas do corpo, desempenhando múltiplas funções vitais. Permite que a mandíbula se mova para cima e para baixo, de um lado para o outro, para a frente e para trás, à medida que se executam movimentos como falar, morder, mastigar, engolir, sorrir, rir e franzir o sobrolho.

Como a mandíbula está fundida na linha média, não é possível mover uma articulação sem mover a outra. As duas articulações temporomandibulares podem diferir em tamanho, forma e até mesmo em função. É possível ter um problema numa articulação mas os sintomas manifestarem-se na outra articulação.

O segundo fator que torna esta articulação única é o facto de os dentes ditarem a sua função. Os dentes são membros passivos da maxila e da mandíbula, mas têm uma forma específica de ocluir e de se inter-relacionar. No que diz respeito ao cérebro, a posição dos dentes tem prioridade sobre a posição da articulação.

A ATM é também conhecida como,

- "Articulação temporo-mandibular", porque é uma articulação entre a parte escamosa do osso temporal e o côndilo da mandíbula.
- "Articulação mandibular" e "Articulação craniomandibular", uma vez que articula a mandíbula com o crânio.
- "Articulação bicondilar", porque existem 2 ATMs que resultam numa articulação condilar bilateral,
- "Articulação sinovial" porque os tecidos retrodiscais segregam líquido sinovial.
- e "Ginglymo - articulação diarthoidal - referindo-se à sua estrutura e função de duplo compartimento[1] .

A ATM apresenta dois tipos de movimentos:

Movimentos de rotação e de deslizamento (translação).

Os movimentos da ATM dependem em grande medida da função, saúde e estabilidade da articulação.

A síndroma da disfunção temporomandibular, tal como descrita por Schwartz[54] , é um complexo de sintomas normalmente observado em adultos jovens ou de meia-idade. De acordo com a Academia Americana de Dor Orofacial (AAOP), a DTM é definida como "um termo coletivo que engloba uma série de problemas clínicos que envolvem a musculatura mastigatória, a articulação temporomandibular e estruturas associadas ou ambas".

Caracteriza-se por sinais como sensibilidade e rigidez da articulação e dos músculos, aumento da dor surda ao abrir a boca, redução da abertura da boca, dor referida ao ângulo da mandíbula e aos músculos do pescoço, desvio da abertura da boca, sintomas otológicos como plenitude auricular e zumbido, dor cervical, dor de cabeça, sons articulares, sendo os mais comuns.

A ATM é suscetível a muitas das condições que afectam outras articulações do corpo, incluindo anquilose, artrite, trauma, luxações, anomalias de desenvolvimento e neoplasia.

A DTM também era conhecida anteriormente sob o título epónimo de síndrome de Costen, em homenagem ao Dr. James Costen, um otorrinolaringologista, que elucidou muitos aspectos da síndrome no que diz respeito à má oclusão dentária.

A etiologia das DTM não foi ainda totalmente compreendida, sendo geralmente considerada multifatorial. Existem inúmeros factores que podem contribuir para as DTM, nomeadamente os factores predisponentes. Existem factores que causam o aparecimento de DTM, designados por factores iniciadores; e factores que interferem com a cura ou aumentam a progressão das DTM, designados por factores perpetuadores.

Sempre que há perda de dentes e oclusão, desencadeia-se uma alteração na relação funcional e estrutural da mandíbula. Vários factores fisiológicos, como a idade e as alterações de oclusão, levam à ativação de uma cascata de eventos desfavoráveis que provocam alterações específicas de remodelação na (ATM). A inflamação ou lesão da cápsula e o espasmo muscular são desencadeados por tensão emocional, oclusão anormal, hábitos parafuncionais (por exemplo, bruxismo, cerrar os dentes, morder os lábios), stress, ansiedade ou anomalias do disco intra-articular, todos desempenham um papel etiológico definitivo na produção destes sintomas.

Embora as DTMs tenham uma etiologia múltipla, a dimensão vertical deficiente da oclusão é uma causa comum de dor muscular em pacientes edêntulos.

A perda de um único dente pode ter efeitos significativos na estabilidade de ambas as arcadas, uma vez que os dentes em ambas as extremidades do espaço edêntulo começam a inclinar-se em direção ao espaço. Os dentes maxilares tendem a supra-erupcionar para o espaço edêntulo mandibular, o que causa um agravamento da condição oclusal.

A articulação da AT é forçada pelos músculos a mover-se para que os dentes se ocluam corretamente. Isto pode potencialmente causar um desalinhamento dentro da cápsula articular. Se isto acontecer, os músculos são colocados numa situação comprometedora, provocando espasmos e resultando em dor. Muitos dos problemas que os doentes podem estar a sentir são o resultado de espasmos musculares, mas a causa não é um problema muscular. Os músculos estão simplesmente presos entre duas posições: a posição do dente e a posição da mandíbula. Os padrões de contacto oclusal dos dentes têm uma influência significativa na atividade dos músculos mastigatórios. Os problemas de contacto entre os dentes são resolvidos pelos músculos. Por conseguinte, um contacto elevado pode induzir dores nos músculos mastigatórios.

A falta de medidas de reabilitação para dentes ausentes ou danificados durante longos períodos promove uma mudança nas posições vertical e horizontal da mandíbula; como resultado, a posição dos côndilos nas fossas mandibulares também pode mudar. A alteração da posição de repouso devido à redução da dimensão vertical da oclusão é um dos factores predisponentes. Além disso, os factores psicológicos e emocionais associados ao aumento da idade e à perda da dentição natural podem levar a um aumento das DTM nestes doentes.

Na fase inicial do tratamento, uma tala oclusal, aconselhamento, fisioterapia e, ocasionalmente, AINEs[10] 4, conduzem ao alívio da dor e à redução da disfunção na maioria dos doentes. O tratamento com aparelhos intra-orais é frequentemente utilizado para reduzir a dor e melhorar a função em doentes com DTM avançada. A trituração selectiva pode ser feita em doentes "sensíveis à oclusão" com dor ou disfunção de origem muscular. A substituição dos molares perdidos por próteses nestes pacientes em particular, resulta na descarga das articulações e na diminuição da recorrência dos sintomas. Quando os discos deslocados fazem parte do diagnóstico, podem ser utilizadas talas de reposicionamento anterior, concebidas para proporcionar uma inclinação de orientação para uma relação côndilo-disco-fossa terapêutica, de modo a diminuir a dor e o ruído da ATM.

O tratamento das DTMs pode ser simples ou pode exigir uma abordagem multidisciplinar. A oclusão é um dos principais factores que contribuem para as DTMs. Um médico que apenas avalia a oclusão está provavelmente a perder tanto quanto um médico que nunca avalia a oclusão. Assim, dentistas, médicos, psicólogos e fisioterapeutas trabalham em conjunto para lidar com esta condição que afecta os pacientes. Os protésicos desempenham um papel importante no tratamento das DTMs, uma vez que o principal fator de iniciação ou propagação das DTMs está, na maioria das vezes, presente na própria dentição.

ANATOMIA FUNCIONAL DA TMJ

A articulação temporomandibular é uma articulação sinovial constituída pelo processo condiloide móvel da mandíbula que se articula com a porção escamosa do osso temporal. A superfície articular do osso temporal é composta pela fossa articular côncava e pela eminência articular convexa.

FIG 1: Posição da ATM quando os maxilares estão fechados

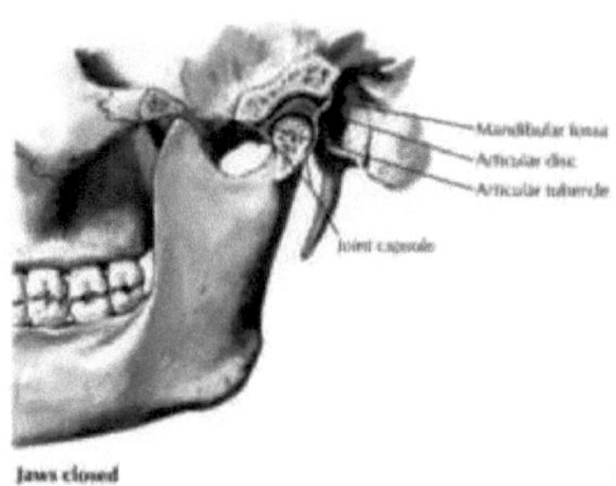

*

O disco é uma estrutura fibrocartilaginosa, em forma de sela, que separa o côndilo e o osso temporal. O disco varia em espessura: a zona intermédia central, mais fina, separa as porções mais espessas denominadas banda anterior e banda posterior. Posteriormente, o disco é contíguo aos tecidos de fixação posteriores, denominados zona bilaminar. A zona bilaminar é um tecido vascular e inervado que desempenha um papel importante para permitir que o côndilo avance.

FIG 2: Disco articular que divide o espaço articular em cavidade articular superior e inferior

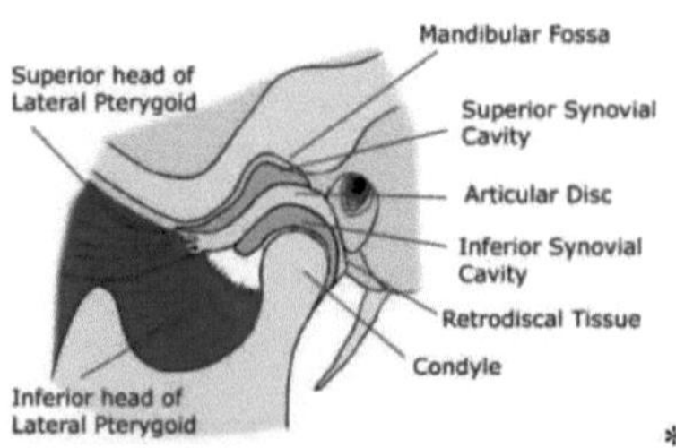

*

.

O disco e os seus anexos dividem a articulação em espaços superior e inferior. O espaço articular superior é delimitado na parte superior pela fossa articular e pela eminência articular. O espaço articular inferior é delimitado na parte inferior pelo côndilo. Ambos os espaços articulares têm pequenas capacidades, geralmente 1 cm^3 ou menos. Quando a boca se abre, ocorrem dois movimentos distintos na articulação. O primeiro movimento é a rotação em torno de um eixo horizontal através das cabeças condilares. O segundo movimento é a translação. O côndilo e o menisco movem-se juntos anteriormente sob a eminência articular. Na posição de boca fechada, a banda posterior espessa do menisco encontra-se imediatamente acima do côndilo. Quando o côndilo se desloca para a frente, a zona intermédia mais fina do menisco torna-se a superfície de articulação entre o côndilo e a eminência articular. Quando a boca está completamente aberta, o côndilo pode encontrar-se por baixo da banda anterior do disco. Acredita-se que o disco tem várias funções, tais como amortecer e distribuir as cargas articulares, promover a estabilidade da articulação durante a mastigação, facilitar a lubrificação e a nutrição das superfícies articulares, prevenir alterações degenerativas grosseiras no côndilo e na fossa e promover o crescimento normal da mandíbula[100].

FIG 3: Posição do côndilo quando os maxilares são
A. ligeiramente aberto e
B. amplamente aberto.
11

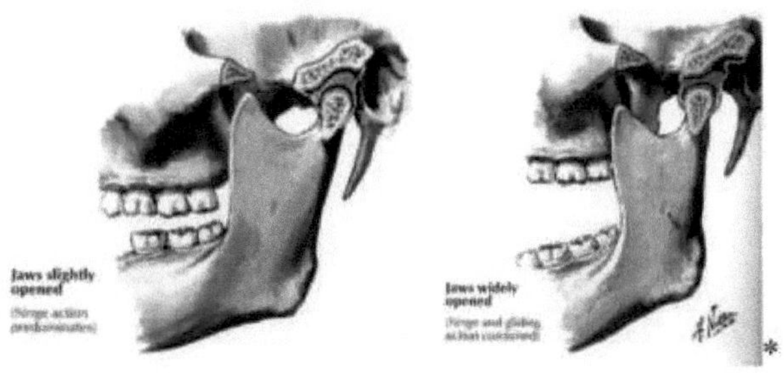

A. B.

As perturbações da articulação temporomandibular ocorrem quando os músculos da mastigação e a articulação temporomandibular não funcionam de forma coordenada entre si. As perturbações da articulação temporomandibular podem ter várias causas, sendo algumas delas hábitos como cerrar ou ranger os dentes (bruxismo), má oclusão (má mordida) que coloca os músculos sob tensão, acidentes que danificam os ossos da face ou da mandíbula e, ocasionalmente, doenças como a artrite. Uma combinação de terapia dentária e médica é mais eficaz no tratamento das perturbações da articulação temporomandibular.

A entidade, disfunções da articulação temporomandibular, é um termo abrangente, que combina as que têm a verdadeira patologia da articulação temporomandibular e as que têm o envolvimento dos músculos da mastigação (disfunção miofascial da dor).

De acordo com a Academia Americana de Dor Orofacial (AAOP), as perturbações temporomandibulares são definidas como "um termo coletivo que engloba uma série de problemas clínicos que envolvem os músculos mastigatórios, a articulação temporomandibular e estruturas associadas, ou ambos.

A disfunção sintomática da articulação temporomandibular afecta 10 a 24% da população adulta, com uma percentagem menor, embora significativa, a sofrer de incapacidade grave. As mulheres são quatro vezes mais afectadas do que os homens e a disfunção da articulação temporomandibular é pouco frequente na população pediátrica. Embora não existam dados específicos sobre o impacto social das disfunções da articulação temporomandibular, estas têm sido responsáveis por uma perda considerável de horas de trabalho todos os anos nos Estados Unidos[100] .

Apesar da falta de dados específicos sobre a incidência destes distúrbios, muito se tem aprendido na última década sobre a patologia específica e a terapêutica. Com o advento dos estudos imagiológicos, é agora possível diferenciar entre as verdadeiras perturbações musculares e as perturbações com alterações patológicas da articulação temporomandibular.

GESTÃO DAS DTMs[100]

Apesar de uma grande percentagem da população apresentar sinais e sintomas de DTM, estima-se que apenas 2% ou menos da população em geral procura tratamento para um sintoma de DTM.

Todos os métodos de tratamento que estão a ser utilizados para as DTM podem ser classificados geralmente num de dois tipos[1] :

- *O tratamento definitivo* refere-se a métodos que visam controlar ou eliminar os factores etiológicos que criaram a perturbação.
- *A terapia de suporte* refere-se a métodos de tratamento que são direcionados para a alteração dos sintomas do doente.

Terapia definitiva/ Tratamento de fase I

Calor húmido

A terapia com calor húmido ou gelo e a massagem dos músculos mastigatórios ajudam a aliviar a dor. Metade dos doentes obtém um alívio significativo em 2-4 semanas.

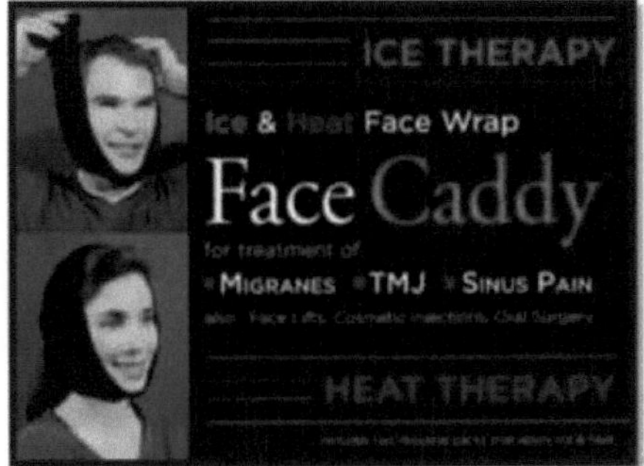

FIG 13: aparelho para aplicação de calor húmido/terapia com gelo na ATM.

Aplica-se um saco de gelo na zona dolorosa durante 2 a 4 minutos ou até o tecido ficar dormente. De seguida, deixa-se o tecido aquecer lentamente. Este procedimento pode ser repetido sempre que necessário. O gelo não deve ser deixado na face durante mais de 5 a 7 minutos, caso contrário pode provocar lesões nos tecidos.

Num estudo realizado por Stanley J. nelson e Major M. Ash[8] , verificou-se que a utilização de uma almofada de aquecimento húmida reduz a dor associada à disfunção da ATM.

Gerir o stress emocional

Quando se suspeita de níveis elevados de stress emocional, o tratamento é dirigido para a redução desses níveis. Quando a terapia psicológica é indicada, o doente deve ser encaminhado para um terapeuta com formação adequada.

O paciente deve tentar tomar consciência de qualquer momento em que os dentes entram em contacto, para além da mastigação, deglutição e fala. O estabelecimento de uma consciência dos contactos dentários não funcionais, da hiperatividade muscular e do stress é essencial para o tratamento.

Uma vez que o paciente esteja ciente dos contactos dentários não funcionais, o tratamento da hiperatividade muscular pode começar. O doente deve ser instruído para que, sempre que os dentes entrem em contacto, para além da mastigação, da deglutição e da fala, os desligue rapidamente. Isto pode ser facilmente conseguido soprando um pouco de ar entre os lábios e os dentes, o que permite que a mandíbula assuma uma posição relaxada. Os lábios podem então ser passivamente unidos, e os dentes permanecem ligeiramente afastados. Este simples exercício deve ser repetido durante todo o dia até se adquirir um hábito que mantenha a mandíbula nesta posição de repouso durante todo o dia.

Outros hábitos orais, como morder objectos (lápis) ou colocar o telefone entre a mandíbula e o ombro, podem agravar ainda mais os sintomas de DTM. Estes hábitos devem ser identificados e abandonados.

Terapia de relaxamento

Podem ser instituídos dois tipos de terapia de relaxamento para reduzir os níveis de stress emocional:

- Substitutiva e
- Ativo.

É mais corretamente descrito como modificação comportamental, e pode ser qualquer atividade de que o doente goste e que o retire de uma situação de stress. Os doentes são encorajados, sempre que possível, a afastarem-se dos factores de stress e a substituírem-nos por outras actividades de que gostem, como, por exemplo, dedicar mais tempo a desportos, passatempos ou actividades recreativas.

A terapia de relaxamento ativo reduz diretamente a atividade muscular. Treinar o doente para relaxar os músculos reduz eficazmente os sintomas de duas formas diferentes.

Em primeiro lugar, requer períodos regulares de silêncio longe dos factores de stress. Estas sessões de treino são, por si só, uma terapia de relaxamento substitutiva. Em segundo lugar, ajuda a estabelecer a função normal e a saúde dos tecidos musculares comprometidos. Os músculos que sofrem de hiperatividade crónica e, por vezes, constante, tornam-se frequentemente isquémicos por fadiga.

Quando um doente é treinado para relaxar voluntariamente os músculos sintomáticos, o fluxo sanguíneo para estes tecidos é encorajado e as substâncias metabólicas residuais que estimulam os nociceptores (receptores da dor) são eliminadas. O resultado é a diminuição da dor. Por conseguinte, a terapia de relaxamento é considerada um tratamento definitivo para a redução do stress emocional e um tratamento de apoio para a redução dos sintomas musculares.

Biofeedback

Biofeedback, uma técnica que ajuda o paciente a regular as funções corporais que são geralmente controladas inconscientemente. Tem sido utilizada para ajudar os doentes a alterar funções como a pressão arterial, o fluxo sanguíneo e a atividade das ondas cerebrais, bem como o relaxamento muscular. É conseguida através da monitorização electromiográfica do estado de contração ou relaxamento dos músculos através de eléctrodos de superfície colocados sobre os músculos a monitorizar. Entre os músculos faciais, o masseter é frequentemente selecionado. Quando o objetivo é o relaxamento

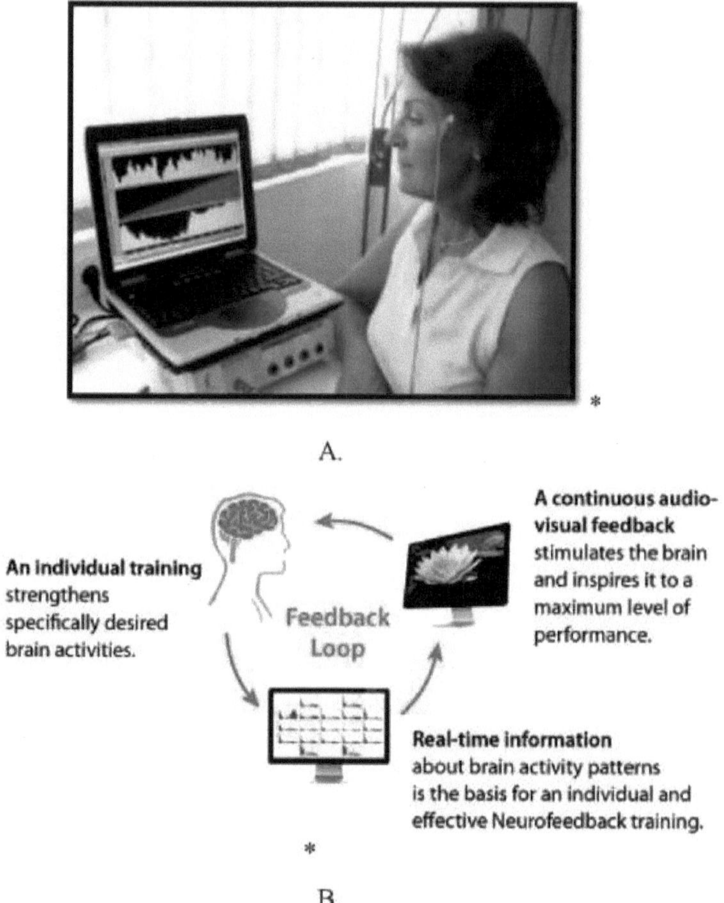

A.

B.

de todo o corpo, o músculo frontal é normalmente monitorizado.

FIG14: A & B: O doente é encorajado a assumir uma posição relaxada num ambiente confortável e tranquilo. Os sensores electromiográficos são fixados no músculo masseter. Também pode ser utilizado um sensor de dedo para monitorizar a temperatura e/ou a resposta galvânica da pele. O paciente é instruído a relaxar os músculos tanto quanto possível. O monitor do computador fornece um feedback imediato sobre o sucesso na redução da atividade muscular. Após várias sessões de treino, o doente toma consciência do relaxamento efetivo e é encorajado a fazê-lo sem a unidade de biofeedback. O relaxamento efetivo dos músculos reduz os sintomas musculares.

Terapia por ultra-sons

Os ultra-sons são um método que produz um aumento da temperatura na interface dos tecidos e, por conseguinte, afectam os tecidos mais profundos do que o calor superficial. Os ultra-sons não só aumentam o fluxo sanguíneo nos tecidos profundos, como também parecem separar as fibras de colagénio. Isto melhora a flexibilidade e a extensibilidade dos tecidos conjuntivos.

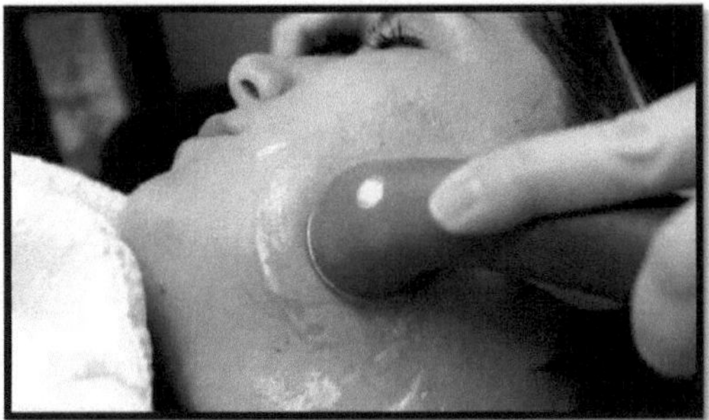
*

FIG 15: Terapia por ultra-sons

Fonoforese

Os ultra-sons também têm sido utilizados para administrar medicamentos através da pele por um processo conhecido como *fonoforese*. Por exemplo, aplica-se creme de hidrocortisona a 10% numa articulação inflamada e o transdutor de ultra-sons é depois dirigido para a articulação. Os efeitos dos salicilatos e de outros anestésicos tópicos também podem ser potenciados desta forma.

Iontoforese

A iontoforese, tal como a fonoforese, é uma técnica através da qual determinados medicamentos podem ser introduzidos nos tecidos sem afetar outros órgãos. Com a iontoforese, o medicamento é colocado numa compressa e a compressa é colocada na área de tecido desejada. Em seguida, é passada uma corrente eléctrica fraca através da compressa, conduzindo o medicamento para o tecido. Os anestésicos locais e os anti-inflamatórios são medicamentos comuns utilizados com a iontoforese.

Terapia de estimulação electrogalvânica (EGS)

A EGS utiliza o princípio de que a estimulação eléctrica de um músculo provoca a sua contração. A EGS utiliza uma corrente de alta tensão, baixa amperagem e monofásica de frequência variada. O impulso elétrico arrítmico é aplicado ao músculo, criando contracções e relaxamentos involuntários repetidos. A intensidade e a frequência destes impulsos podem ser variadas de acordo com o efeito desejado e podem ajudar a quebrar os mioespasmos, bem como a aumentar o fluxo sanguíneo para os músculos. Ambos os efeitos levam a uma redução da dor nos tecidos musculares comprometidos.

Se, no entanto, ocorrer simultaneamente uma estimulação motora significativa, o efeito analgésico pode ser afetado e a dor muscular aguda pode ser exacerbada. A estimulação eléctrica por microcorrente tem a reputação de aplicar uma microtensão numa gama semelhante à que ocorre na junção sináptica. Tem sido utilizada principalmente para o controlo da dor.

Estimulação eléctrica nervosa transcutânea (TENS)

A TENS é produzida por uma estimulação contínua das fibras nervosas cutâneas a um nível sub-doloroso. Quando uma unidade TENS é colocada sobre os tecidos de uma zona dolorosa, a atividade eléctrica diminui a perceção da dor. A TENS utiliza uma corrente bifásica de baixa tensão e baixa amperagem, de frequência variada, e foi concebida principalmente para a contraestimulação sensorial em perturbações dolorosas.

Quando a intensidade de uma unidade TENS é aumentada até ao ponto em que as fibras motoras são activadas, a unidade TENS torna-se uma unidade EGS que já não é utilizada para o controlo da dor, mas sim para o relaxamento muscular, tal como referido anteriormente.

As unidades TENS portáteis foram desenvolvidas para utilização a longo prazo por doentes com dor crónica e podem ser eficazes em várias DTM.

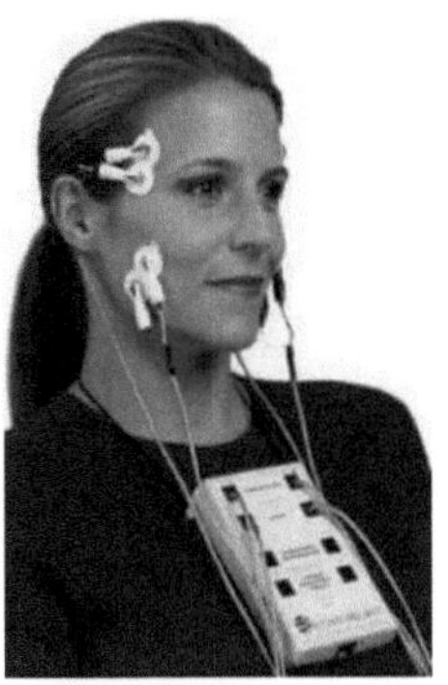

FIG 16: paciente com eléctrodos TENS

Acupunctura

Outra técnica de modulação da dor, a acupunctura, utiliza o sistema anti-nociceptivo do próprio corpo para reduzir os níveis de dor sentidos. A estimulação de certas zonas (ou pontos de acupunctura) parece provocar a libertação de endorfinas, que reduzem as sensações dolorosas ao inundar os interneurónios aferentes com estímulos abaixo do limiar. Estes bloqueiam efetivamente a transmissão de impulsos nocivos e reduzem assim as sensações de dor.

A estimulação intermitente de cerca de dois impulsos por segundo parece ser a mais eficaz para reduzir o desconforto associado à disfunção mastigatória.

A acupunctura tem sido utilizada com sucesso em alguns sintomas de DTM.

Laser frio

Nos últimos anos, o laser frio ou suave tem sido investigado para a cicatrização de feridas e o alívio da dor. Pensa-se que o laser frio acelera a síntese de colagénio, aumenta a vascularização dos tecidos em cicatrização, diminui o número de microrganismos e reduz a dor.

Técnicas manuais efectuadas pelo fisioterapeuta

o *Mobilização de tecidos moles*

A fisioterapia pode ser útil para recuperar a função normal e a mobilidade dos tecidos lesionados ou dolorosos. A mobilização dos tecidos moles é útil para as condições de dor muscular e é efectuada através de massagem superficial e profunda. Como já foi referido, a estimulação ligeira dos nervos sensoriais cutâneos exerce uma influência inibitória sobre a dor. Assim, uma massagem suave dos tecidos que cobrem uma zona dolorosa pode frequentemente reduzir a perceção da dor. O doente pode aprender técnicas de auto-massagem suaves e ser encorajado a fazê-las sempre que necessário para reduzir a dor. Esta técnica, juntamente com o alongamento indolor dos músculos, pode ser bastante útil para reduzir a dor. Estas técnicas também permitem que o doente participe ativamente no tratamento, o que lhe pode dar uma importante sensação de controlo.

A massagem profunda pode ajudar a mobilizar os tecidos, aumentar o fluxo sanguíneo na área e eliminar os pontos de gatilho. Para aumentar a eficácia da massagem profunda, os pacientes devem receber 10 a 15 minutos de calor húmido antes de iniciar a massagem. O calor profundo tende a relaxar os tecidos musculares, diminuindo a dor e aumentando a eficácia da massagem profunda

- *Mobilização das articulações*

A mobilização da ATM é útil para diminuir a pressão intra-articular, bem como para aumentar a amplitude de movimento da articulação. Uma distração suave da articulação pode ajudar a reduzir as aderências temporárias e talvez até a mobilizar o disco.

Pensa-se que a distração passiva inibe a atividade dos músculos que puxam a articulação.

A distração da ATM é realizada colocando o polegar na boca do doente sobre a área do segundo molar inferior do lado a ser distraído. Com o crânio estabilizado pela outra mão, o polegar exerce uma força descendente sobre o molar, enquanto o resto da mesma mão puxa a porção anterior da mandíbula (queixo). A distração para relaxar o músculo não requer a translação da articulação, mas apenas a descarga na posição de articulação fechada. A distração é mantida durante alguns segundos e depois libertada. Pode ser repetida várias vezes.

Quando o problema é a imobilidade da articulação, a distração é combinada com a translação manual da articulação. É importante notar que a distração ligeira de uma articulação normal não produz dor. Se for provocada dor, o terapeuta deve suspeitar de uma doença inflamatória da articulação e interromper o procedimento de distração.

- *Condicionamento muscular*

Os doentes que apresentam sintomas de DTM diminuem frequentemente a utilização do maxilar devido à dor. Se esta situação se prolongar, os músculos podem ficar encurtados e atrofiados. O doente deve ser instruído sobre os exercícios de autoadministração que podem ajudar a restaurar a função normal e a amplitude de movimento.

Quatro tipos de programas de exercícios podem ser instituídos pelo fisioterapeuta ou pelo dentista:

1. Alongamento muscular passivo,
2. Alongamento muscular assistido,
3. Exercícios de resistência, e
4. Treino postural.

- *Alongamento muscular passivo*

O alongamento muscular passivo de músculos dolorosos e encurtados pode ser eficaz no controlo de algumas situações. Este alongamento muscular contraria o encurtamento do comprimento do músculo que contribui para a diminuição do fluxo sanguíneo e para a acumulação de substâncias algogénicas que podem ser responsáveis pela dor muscular.

Muitas vezes, o alongamento passivo suave de um músculo pode ajudar a restabelecer o comprimento e a função normais do músculo. O doente deve ser instruído para abrir a boca lenta e deliberadamente até sentir dor. A dor deve ser evitada porque pode levar a dores musculares cíclicas.

Os movimentos excêntricos laterais e os movimentos protrusivos também devem ser encorajados dentro dos limites indolores. Os doentes com movimentos disfuncionais da mandíbula podem muitas vezes ser treinados para evitar estes movimentos, bastando para tal observarem-se ao espelho.

- *Alongamento muscular assistido*

O alongamento muscular assistido é utilizado quando é necessário recuperar o comprimento muscular. O alongamento nunca deve ser repentino ou forçado. Em vez disso, deve ser efectuado com uma força intermitente suave que é aumentada gradualmente. Quando outra pessoa ajuda nos exercícios de alongamento, o doente deve ser aconselhado a comunicar qualquer desconforto. Se houver dor, a quantidade de força deve ser reduzida.

Outra utilização dos exercícios assistidos é após uma cirurgia da ATM.

- *Exercícios de resistência*

Estes utilizam o conceito de relaxamento reflexo ou inibição recíproca. Quando o paciente tenta abrir, os depressores mandibulares estão activos. Os músculos elevadores, que normalmente relaxam lentamente, evitam que a mandíbula caia subitamente. Se os músculos depressores encontrarem resistência, a mensagem neurológica enviada para os músculos antagónicos (os elevadores) é para relaxar mais completamente. Este conceito pode ser utilizado instruindo o paciente a colocar o punho sob o queixo e abrir a boca suavemente contra a resistência. Se os movimentos excêntricos forem limitados, pode pedir-se ao doente que mova a mandíbula numa posição excêntrica contra uma ligeira resistência. Estes exercícios são repetidos 10 vezes em cada sessão, seis sessões por dia. Se provocarem dor, são interrompidos.

Estes exercícios só são úteis se a restrição da abertura for secundária a uma condição muscular e não devem ser utilizados para restrições intracapsulares dolorosas. É também importante que estes movimentos resistidos não produzam dor, o que poderia levar a dores musculares cíclicas.

Treino postural

Nos doentes com DTM com dores musculares que também têm uma postura de cabeça para a frente, treinar o doente para manter a cabeça numa relação mais normal com os ombros pode ser útil para reduzir os sintomas de DTM.

Foram sugeridos exercícios para ajudar os doentes a melhorar a postura cervical e da cabeça. Uma vez que estes exercícios são simples e não invasivos, podem ser apresentados a todos os doentes com uma posição de cabeça para a frente e dor de DTM.

Terapêutica medicamentosa

- *AINEs*

São prescritos agentes anti-inflamatórios não esteróides (AINE). Os agentes mais frequentemente utilizados são:

- Diazepam (2-5 mg duas vezes por dia) e Ibuprofeno (400 mg três vezes por dia).
- O naproxeno (500 mg duas vezes por dia) e o celecoxib (100 mg duas vezes por dia) são igualmente eficazes.

A injeção de um anti-inflamatório, como a hidrocortisona, na articulação tem sido defendida para o alívio da dor e da restrição de movimentos. Uma única injeção intra-articular parece ser mais útil em doentes mais velhos; no entanto, tem sido observado um menor sucesso em doentes com menos de 25 anos.

A combinação de AINEs e fisioterapia durante 4 semanas é eficaz como tratamento primário de doentes com deslocação do disco sem redução e sem alterações ósseas.[27]

o *Corticosteróides*

A injeção de corticosteróides também foi relatada para melhorar os sintomas agudos da ATM causados pela artrite reumatoide sem sequelas adversas a longo prazo.

o *Ansiolíticos*

Quando se pensa que níveis elevados de stress emocional estão a contribuir para uma DTM, os agentes ansiolíticos (anti-ansiedade) podem ser úteis no controlo dos sintomas. Um grupo de ansiolíticos comummente utilizado é o das benzodiazepinas, das quais o diazepam (Valium) tem recebido a maior atenção. Pode ser prescrito diariamente mas, devido à sua potencial dependência, não deve ser utilizado durante mais de 7 dias consecutivos. Uma dose única (2,5 a 5 mg) de diazepam é frequentemente útil ao deitar para relaxar os músculos e talvez diminuir a atividade parafuncional nocturna.

o *Relaxantes musculares*

Durante muitos anos, foram prescritos relaxantes musculares para os doentes com DTM, embora a maioria dos médicos concorde que o seu efeito nos sintomas é mínimo É de notar que, para que alguns relaxantes musculares atinjam efeitos terapêuticos nos músculos da mastigação, a dosagem tem muitas vezes de ser aumentada até um nível que não permite ao doente realizar as suas actividades normais. Um relaxante muscular que tem menos efeitos centrais é a metaxalona [Skelaxin]. Este medicamento pode ser mais adequado para o doente que tem de trabalhar enquanto toma um relaxante muscular.

Alguns relaxantes musculares esqueléticos centrais estão disponíveis em combinação com analgésicos (por exemplo, carisoprodol com fenacetina e cafeína [Soma Compound], clorzoxazona com acetaminofeno [Parafon Forte], citrato de orfenadrina com aspirina e cafeína [NorgesicForte], metocarbamol com aspirina [Robaxisal]).

o *Antidepressivos*

Embora os antidepressivos tricíclicos tenham sido originalmente desenvolvidos para o tratamento da depressão, o desenvolvimento mais recente dos inibidores selectivos da recaptação da serotonina (SSRIs) provou ser muito mais eficaz. No entanto, uma dose baixa de amitriptilina (10 mg) imediatamente antes de dormir pode ter um efeito analgésico na dor crónica, diminuindo o número de despertares, aumentando o sono de fase IV (delta) e diminuindo acentuadamente o tempo passado no sono de movimento rápido dos olhos (REM). Por estas razões, podem ter potencial para o tratamento de certos tipos de bruxismo noturno. Estes medicamentos só devem ser prescritos por médicos com formação específica no diagnóstico e tratamento da depressão.

o *Anestésicos locais*

Os anestésicos locais podem ser úteis no diagnóstico e mesmo no tratamento de uma variedade de DTMs. Uma das utilizações mais importantes é o estabelecimento do diagnóstico correto. O anestésico local pode ser utilizado para diferenciar uma verdadeira fonte de dor de um local de dor. Quando uma fonte de dor está presente num músculo ou numa articulação, a injeção de anestésico local na fonte eliminará a dor, confirmando o diagnóstico. Os dois fármacos anestésicos locais mais comuns utilizados para a redução da dor de curta duração nas DTM são a lidocaína a 2% (Xilocaína) e a mepivacaína a 3% (Carbocaína).

Para injecções musculares, deve ser utilizada uma solução sem vasoconstritor. Quando é indicado um anestésico de ação prolongada, pode ser utilizada bupivacaína a 0,5% (Marcaine).

É sensato avançar cautelosamente com o tratamento e evitar ser demasiado agressivo no início. Com este raciocínio, é feita a seguinte afirmação: todo o *tratamento inicial deve ser conservador, reversível e não invasivo.*

A terapia de Fase II ou **terapia de suporte** é iniciada se o tratamento de Fase I falhar.

Os medicamentos são mantidos, mas é adicionado um aparelho acrílico feito à medida (tala oclusal). Isto ajuda a prevenir a utilização excessiva dos músculos, incluindo o bruxismo. O aparelho é normalmente usado à noite, mas também pode ser usado durante o dia, se necessário. Deve ter-se o cuidado de instruir o doente para não usar sempre o aparelho, uma vez que os dentes posteriores podem ficar deslocados. Mais 25% dos pacientes obtêm alívio com esta terapia. Se o paciente permanecer assintomático, o aparelho é descontinuado. Se os sintomas voltarem, o aparelho pode ser retomado à noite, e o seu uso continua enquanto for necessário.

Esta terapia é direcionada para a alteração dos sintomas do doente e muitas vezes não tem qualquer efeito sobre a causa da doença.

No entanto, a terapia de suporte é apenas sintomática e não substitui a terapia definitiva. Os factores etiológicos têm de ser abordados e eliminados para que o tratamento possa ser bem sucedido a longo prazo. A terapia de apoio é direcionada para a redução da dor e da disfunção.

O tratamento das perturbações relacionadas com a oclusão é muitas vezes um desafio tanto para o dentista como para o doente. Estas perturbações são muitas vezes difíceis de diagnosticar, uma vez que os sintomas apresentados podem ser variáveis. A conceção e a função das talas oclusais podem ser consideradas um exemplo da arte e da ciência da medicina dentária. Uma vez identificada a causa dos distúrbios relacionados com a oclusão, esta terapia reversível e não invasiva fornece informações de diagnóstico e alívio sem os problemas que muitas vezes acompanham outras abordagens aos cuidados, ou seja, cirurgia e terapia medicamentosa prolongada.

TERAPIA COM TALAS OCLUSAIS

A terapia com splint oclusal pode ser definida como "a arte e a ciência de estabelecer a harmonia neuromuscular no sistema mastigatório, criando uma desvantagem mecânica para as forças parafuncionais com aparelhos removíveis". Um splint corretamente construído facilita uma oclusão mutuamente protegida.

Tala oclusal:

De acordo com o **Glossário de Termos de Prótese Dentária-8**[104] ,

"Uma superfície oclusal artificial amovível para diagnóstico ou terapia que afecta a relação entre a mandíbula e o maxilar. Pode ser utilizada para estabilização oclusal, para tratamento de perturbações temporomandibulares ou para prevenir o desgaste da dentição"

De acordo com **Okeson**[1] **:**

"Um aparelho oclusal (tala) é um dispositivo amovível, normalmente feito de acrílico duro, que se encaixa sobre as superfícies oclusais e incisais dos dentes de uma arcada, criando um contacto oclusal preciso com os dentes da arcada oposta."

Indicações para a utilização de talas:

- Melhorar a coordenação neuromuscular
- Tratamento da dor miogénica
- Melhorar a função da articulação temporomandibular
- Tratamento das dores articulares
- Aumentar a dimensão vertical
- Assegurar uma posição mandibular definitiva
- Alteração do padrão de movimento mandibular
- Testar o esquema oclusal planeado em posições cêntricas e excêntricas
- Colocação de férulas nos dentes soltos
- Distribuir a carga no bruxismo
- Esclarecer os factores etiológicos oclusais ao fazer um diagnóstico diferencial.

Ao avaliar os efeitos terapêuticos, deve-se considerar que as talas oclusais não só afectam a oclusão, mas também suprimem a propriocepção ao unirem os dentes. Além disso, as actividades parafuncionais desencadeadas pela inserção inicial da tala podem desligar temporariamente as parafunções traumáticas reais e dar a falsa impressão de um tratamento oclusal bem sucedido.

As talas oclusais podem ser colocadas tanto na arcada dentária superior como na inferior. A sua colocação depende de onde as áreas de suporte perdido devem ser restauradas e se a orientação anterior do paciente deve ser assumida ou modificada pelo aparelho. Uma tala oclusal só é eficaz se o sistema neuromuscular do paciente puder tolerar a sua presença e as alterações oclusais que ela provoca. Se, por outro lado, um aparelho oclusal provocar, apoiar ou intensificar contactos parafuncionais excessivos ou persistentes, o sucesso do tratamento será posto em causa. Por este motivo, é imperativo respeitar as seguintes regras aquando da colocação de uma tala oclusal:

- As talas oclusais devem ter uma retenção adequada e um ajuste passivo preciso.
- A sua forma deve ser tão fina e "amiga do periodonto" quanto possível, sem comprometer a estabilidade e a função oclusal.
- De acordo com uma terapia orientada para a causa, os dispositivos oclusais devem simular apenas as relações oclusais que podem ser reproduzidas essencialmente sem alterações nas restaurações finais.
- A terapia com splint oclusal preliminar não específica para o diagnóstico, não controlada ou de duração excessivamente longa, pode provocar alterações patológicas e até certo ponto irreversíveis no sistema mastigatório, como a progressão de cáries, doença periodontal, movimentação dentária e alterações na morfologia articular.

Escolha de materiais

O material de eleição é a resina acrílica processada em laboratório. Trata-se de um material razoavelmente duro que pode ser facilmente ajustado e é suficientemente durável para servir de proteção nocturna.

Resina acrílica fotopolimerizável

São os mais utilizados. Podem ser utilizadas na terapia com talas para o circuito de desordens oclusais, disfunção do sistema motor mastigatório e cirurgia ortognática. As resinas fotopolimerizáveis permitem um fabrico de talas oclusais mais seguro e saudável. Também não há limite de tempo de trabalho durante a preparação do aparelho oclusal feito de resina activada pela luz.

Um dos dimetacrilatos polimerizados por luz comummente conhecido é o Lightdon

Splint[121] (DreveDentamidGmbh, Unna, Alemanha). A resina Lightdon é composta quimicamente por tetrahidrofurfuril-2-metacrilato, poliuretanacrilato, poli-isobutilmetacrilato e fotoiniciador, respetivamente. Liga-se às placas termoplásticas através do produto "Lightdon Bonding" e permite a redução das peças de alívio e a correção da orientação oclusal. Após a polimerização da última camada de resina, o fabricante recomenda o revestimento com verniz "Plaquit" para evitar a acumulação de placa dentária. Após o polimento e o revestimento com verniz, a resina deve ter uma estética final. De acordo com o fabricante, o comprimento de onda da luz emitida pela lâmpada de polimerização UV deve ser de 300-500 Nm.

Os tempos de exposição dos componentes são: Lightdon Bonding - 1 min; Lightdon Splint: 4-5 min; e Plaquit 3-5 min. Foi utilizada a lâmpada de polimerização Vocolndivido Light Box (VocoGmbh, Cuxhaven, Alemanha) para os procedimentos de polimerização.

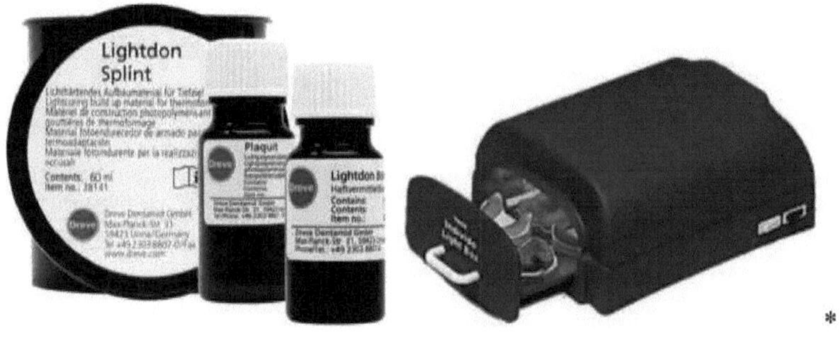

A B

FIG17: A :Resina fotopolimerizável Lightdon e Plaquitlaquer
B: Luz de cura Vocolndivido Light Box

Talas de vinil vacuformado resilientes

As talas de vinil resilientes vacuformadas são de utilização limitada. São geralmente fabricadas com resinas de acetal, resinas de policarbonato (pertencentes ao grupo das resinas de poliéster), resinas acrílicas, poliamidas (nylons). Embora o seu fabrico seja rápido e económico, são rapidamente destruídos por bruxistas determinados. A sua superfície resiliente não permite a produção e a manutenção de uma oclusão estável, necessária para conseguir o relaxamento muscular.

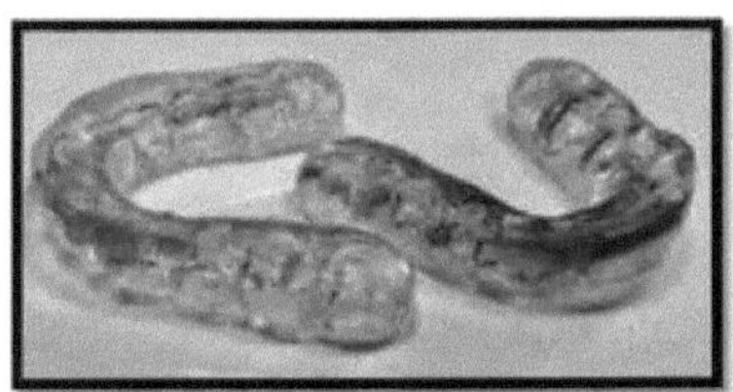

FIG 18: Talas de vinil resilientes vacuformadas

A utilização de ligas de metal duro, como o cobalto/crómio, para cobrir as superfícies oclusais é altamente desaconselhada, uma vez que resultará num maior desgaste dos dentes opostos.

TIPOS E FUNÇÕES DAS TALAS[105]

Todas as talas são classificadas como:

- Permissivo ou
- Não permissivo.

Uma **tala permissiva** permite que os dentes se movam na tala sem impedimentos, o que, por sua vez, permite que a cabeça e o disco condilar funcionem anatomicamente. Exemplos de talas permissivas incluem planos de mordida (jigs anteriores, Lucia jig, desprogramador anterior) e talas de estabilização (plano plano, Tanner, reposicionamento superior e relação cêntrica).

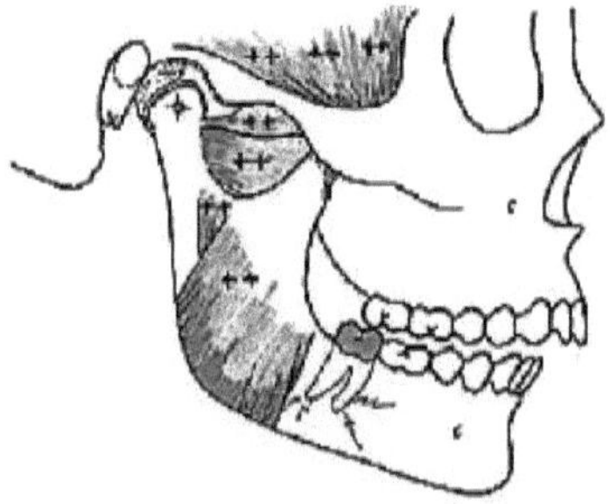

An occlusal interference such as a high crown or deflective tooth incline activates muscle hyperactivity. Pain is often focused in the masticatory muscles to give the impression of a TMJ disorder. A high percentage of misdiagnosed TMJ disorders are occluso-muscle disorders that are readily resolvable.

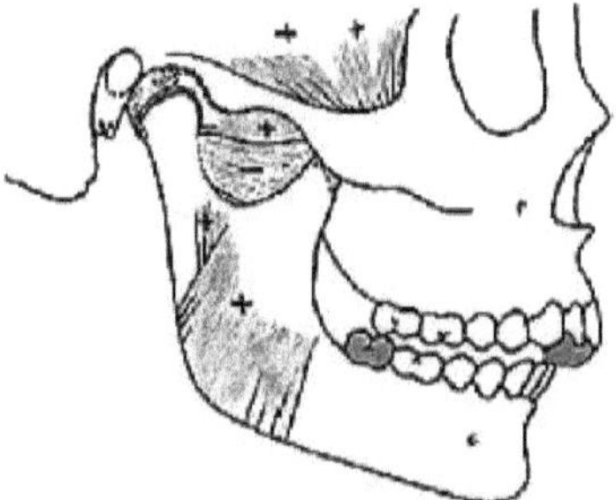

A permissive (smooth) anterior splint separates the interfering molar from contact, thus permitting the condyle disk assemblies to seat up into CR. This eliminates the trigger for muscle activity and allows the inferior lateral pterygoid muscle to release. Peaceful, comfortable muscle activity resumes quickly.

FIG 19: Funcionamento de uma tala permissiva.

Indicações:

- Desbloquear a oclusão para retirar as inclinações dentárias desviadas do contacto, removendo assim o músculo em coordenação. São também conhecidos como desprogramadores musculares

Uma **tala não permissiva/diretiva** tem uma rampa ou "reentrâncias" que posicionam a mandíbula inferior e anteriormente e a fixam aí.

Indicações:

- São utilizados quando é necessária uma posição especificamente direcionada da mandíbula.

Um exemplo de uma tala não permissiva é uma tala de reposicionamento (aparelho de reposicionamento anterior).

As talas macias e as talas hidrostáticas (Aquilizer; Jumar Corp, Carefree, Ariz.) podem ser consideradas **talas pseudo-permissivas**, pois suas funções são extremamente diferentes das permissivas.

Muitos tipos de talas oclusais têm sido preconizados. Podem ser de cobertura oclusal total ou parcial, maxilar ou mandibular, de reposicionamento ou estabilização, e fabricadas numa variedade de materiais diferentes.

Talas de cobertura parcial[106]

As talas oclusais devem ser usadas continuamente, muitas vezes por períodos de tempo consideráveis, para serem eficazes. Se uma tala não cobrir todas as superfícies oclusais de uma arcada, os dentes sem oposição continuarão a erupcionar, criando uma má oclusão iatrogénica. Isso se aplica tanto a splints de cobertura parcial anterior quanto posterior e seu uso não pode, portanto, ser recomendado. Um splint anterior permitiria a erupção dos dentes posteriores, de modo que, quando o splint fosse removido, os dentes anteriores estariam separados e a orientação anterior teria sido perdida.

Talas maxilares ou mandibulares?

Desde que sejam cumpridos os requisitos de cobertura oclusal total, estabilidade posterior, orientação anterior e utilização de um material apropriado, pouco importa se a tala é feita na arcada maxilar ou mandibular. Nas relações de incisivos de Classe I e II, é mais fácil produzir uma oclusão ideal num aparelho maxilar, enquanto o inverso é verdadeiro em situações de Classe III.

Talas de estabilização versus talas de reposicionamento

Ramjford e Ash[118] descreveram originalmente a tala de estabilização ou do tipo Michigan. É uma tala maxilar de cobertura total feita de resina acrílica processada em laboratório que proporciona desoclusão anterior e contactos ICP estáveis entre uma superfície geralmente plana e os dentes opostos. Não procura reposicionar ativamente a mandíbula para uma posição pré-determinada. É impossível, à partida, prever a extensão e a direção do reposicionamento mandibular, e qualquer tentativa de guiar a mandíbula mais ativamente com a tala pode, na realidade, impedir a estabilização da posição retruída. As talas de estabilização, ao causarem relaxamento muscular, também podem ajudar no reposicionamento de um menisco deslocado, desde que o deslocamento não seja demasiado grave nem demasiado prolongado.

A utilização de talas que procuram reposicionar a mandíbula numa posição pré-determinada tem sido defendida, particularmente em casos de desarranjo interno, onde alguns estudos demonstraram que são mais eficazes do que as talas de estabilização. Estes possuem superfícies oclusais com fossas bem definidas, nas quais os dentes oponentes se posicionam com a mandíbula na posição desejada. O problema com a utilização de tais talas é que podem não conseguir o relaxamento muscular mastigatório desejado: também é excecionalmente difícil, se não impossível, prever exatamente a posição em que a mandíbula deve ser colocada. Esta posição é geralmente para baixo e para a frente em relação à PIC habitual, com a justificação de que a tensão sobre os componentes articulares perturbados será aliviada, permitindo o seu realinhamento gradual.

Têm também a desvantagem considerável de que, após o reposicionamento do menisco, o paciente pode ficar com uma mordida aberta posterior. Se isto ocorrer, os contactos oclusais podem ser gradualmente restabelecidos através da supra-erupção. Por vezes, pode ser necessário tratamento ortodôntico para restabelecer a estabilidade oclusal. Devido às dificuldades de utilização e às possíveis alterações irreversíveis que podem ser causadas na oclusão do doente, a utilização destes aparelhos na prática geral só é recomendada com precaução e em mãos experientes.

FUNÇÕES DAS TALAS

As talas corretamente fabricadas têm pelo menos **6 funções**, incluindo as seguintes

(1) para relaxar os músculos,

(2) para permitir que o côndilo assente em relação cêntrica,

(3) para fornecer informações de diagnóstico,

(4) para proteger os dentes e as estruturas associadas do bruxismo,

(5) para atenuar a propriocepção do ligamento periodontal, e

(6) para reduzir os níveis de hipoxia celular.

1. Relaxar os músculos

Está bem documentado que as interferências dentárias no arco de relação cêntrica de fecho hiperactivam o músculo pterigóideo lateral; as interferências dentárias posteriores durante os movimentos mandibulares excursivos causam hiperatividade dos músculos de fecho; e a eliminação dos contactos excursivos posteriores por orientação anterior reduz significativamente a hiperatividade dos músculos elevadores. Assim, uma tala com contactos de igual intensidade em todos os dentes, com desoclusão imediata de todos os dentes posteriores pelos dentes anteriores e orientação condilar em todos os movimentos, irá relaxar os músculos elevadores e posicionadores. A harmonia neuromuscular que se segue proporciona uma função óptima e previsibilidade ao sistema. A tala pode ser pensada como uma arcada dentária requintadamente equilibrada que deve funcionar de forma semelhante.

A literatura revela que interferências oclusais muito pequenas (50 μm) podem causar alterações na atividade muscular coordenada. Quanto mais equilibrada e sem fricção for a tala, melhor será a oportunidade de reduzir a hiperatividade muscular. Um músculo que está fatigado devido a uma hiperatividade muscular contínua pode apresentar dor. Se a hiperatividade for interrompida, a dor causada por esta atividade geralmente desaparece.

As talas oclusais são um meio de alterar reversivelmente a oclusão para reduzir a atividade dos músculos mastigatórios, tendo sido relatadas as vantagens da terapia com talas na redução da atividade nocturna do masseter por eletromiografia em doentes com desordem temporomandibular (desordens da articulação temporomandibular). Beard e Clayton também relataram reduções nos sintomas musculares com a terapia com talas. Okeson et al[1] descobriram que os sintomas agudos ou crónicos de hiperatividade muscular diminuíam significativamente com o uso de talas durante 24 horas. A eficácia da terapia com talas na redução dos índices de dor e da hiperatividade muscular está bem documentada.

2. Permitir que o côndilo assente em relação cêntrica[107]

Nenhum relatório sobre talas estaria completo sem uma compreensão do papel da relação cêntrica para o sistema estomatognático saudável. *O Glossário de ProsthodonticTerms* define *relação cêntrica* como "Uma relação clinicamente determinada da mandíbula com a maxila quando os conjuntos de discos do côndilo são posicionados na sua posição mais superior nas fossas mandibulares e contra a inclinação distal da eminência articular".

Para que o côndilo assente completamente sob o disco nesta posição ântero-superior, o pterigóideo lateral deve relaxar completamente devido à sua ligação ao disco através do ventre superior. Se este músculo permanecer contraído após a hiperatividade, o disco será puxado anteromedialmente (ao longo da direção da origem do músculo) e não assentará completamente sobre o côndilo. Quando o disco é carregado numa mordida de força ou através de actividades parafuncionais, o disco, o músculo anexado, a cabeça do côndilo, os ligamentos do côndilo e os tecidos retrodiscais podem suportar cargas de força excessivas e ser danificados se o conjunto côndilo/disco não estiver corretamente relacionado com a fossa. A sobrecarga crónica e aguda do conjunto côndilo/disco quando este se encontra fora da sua posição fisiológica normal contribui grandemente para o termo genérico de *desordem temporomandibular.*

As articulações temporomandibulares são portadoras de carga e susceptíveis a sobrecarga. Quando as talas foram colocadas em macacos, verificou-se um desvio lateral do arco de fecho da relação cêntrica, bem como alterações da densidade óssea nos côndilos que não foram encontradas quando foram utilizadas talas de relação cêntrica. Este facto conduziu à rutura da cartilagem e à artrite nas cabeças condilares. A relação cêntrica é a disposição óptima da articulação, do disco e do músculo. Uma pessoa pode funcionar se a disposição for anterior a esta posição, mas a dentição deve permitir que o côndilo e o disco regressem sem impedimentos para desempenhar a sua função de suporte de carga. Esta posição é consistentemente repetível devido à paragem óssea do conjunto côndilo/disco, uma vez que o côndilo articula-se no seu eixo através do pólo medial. Não há apoio muscular como seria o caso se o côndilo/disco estivesse para baixo e para a frente contra a eminência articular. Para manter uma vantagem mecânica, o aperto máximo deve ser efectuado nesta posição. A terapia com talas deve utilizar a relação cêntrica como a posição final de tratamento, exceto em situações em que a inflamação da articulação torna esta posição desconfortável. O doente pode utilizar a sua posição condilar anteroinferior até que a inflamação desapareça (aproximadamente 7 dias) e ser reintroduzido na posição de relação cêntrica.

3. Fornecer informações de diagnóstico

A terapia com talas pode ser uma importante ferramenta de diagnóstico para determinar os padrões de desgaste, hábitos de bruxismo e estado das desordens da articulação temporomandibular. Os padrões de desgaste que existem na tala são reintroduzidos na dentição natural quando a tala não é usada.

Um padrão horizontal de "pastoreio" indicaria um esquema oclusal diferente de uma mordida vertical "cortante". Os hábitos de bruxismo também deixam a sua marca na superfície dos splints de resina acrílica dura.

Num estudo efectuado por Holmgren et al[78] , as indentações indicaram um aperto isométrico em 13% dos indivíduos, um aperto mandibular bilateral em 71%, uma excursão unilateral em 13% e movimentos protrusivos em 3%. A informação obtida a partir dos padrões de desgaste das talas ajuda a determinar as configurações oclusais, a escolha do material, as alturas e formas das cúspides, as angulações de orientação, as cargas axiais, o envelope de função e a zona neutra.

O estado anatómico e fisiológico da articulação também pode ser avaliado em parte pelo desgaste da tala.

- Se um doente se sentir rapidamente confortável com uma tala, isso pode ser uma indicação de que a doença é muscular.
- Se os sintomas piorarem com o uso permissivo da tala, isso pode indicar um problema de desarranjo interno (disco) (talvez causado pela livre passagem da cabeça do côndilo para os tecidos retrodiscais sem alojamento pelo disco) ou um erro no diagnóstico inicial.

Por si só, esta informação tem limitações. No entanto, com um exame completo das perturbações da articulação temporomandibular e do exame oclusal, esta informação pode ser uma peça valiosa do puzzle de diagnóstico.

4. Proteção dos dentes e estruturas associadas contra o bruxismo

Uma tala permissiva nocturna equilibrada em relação cêntrica pode proteger os dentes do desgaste extensivo causado pela atividade parafuncional (bruxismo). Estudos sugerem que o bruxismo existe em 6,5% a 88% da população.

Gibbs et al descobriram que a força de mordida mais elevada registada durante o bruxismo foi de 975 libras e que a força de mordida em alguns bruxófilos pode ser 6 vezes superior à dos não bruxófilos. A força de mordida máxima média medida durante o bruxismo é de 162 lbs. Estes dados indicam porque é que as forças geradas durante a atividade nocturna podem destruir a dentição. Um splint não balanceado em relação cêntrica mostrará um aumento no desgaste localizado (geralmente na parte posterior do splint). A tentativa da pessoa que dorme de chegar à relação cêntrica (a posição mais superior do suporte ósseo) com a ajuda dos músculos elevadores é interrompida pela tala.

Holmgren et al[78] demonstraram que as talas não impedem o bruxismo, mas redistribuem a carga suportada pelos dentes e pelo sistema mastigatório. Piper recomendou a utilização de uma tala com 12 a 15 mm de espessura (borda incisal a borda incisal) para diminuir a eficiência do bruxismo. Uma tala espessa deve ser considerada para bruxistas crónicos com dores musculares matinais.

5. Atenuar a propriocepção do ligamento periodontal

As fibras proprioceptivas contidas nos ligamentos periodontais de cada dente enviam mensagens nervosas para o sistema nervoso central. Elas indicam a quantidade de força exercida sobre cada dente e podem desencadear padrões musculares para proteger os dentes de sobrecarga. Uma tala pode equilibrar a propriocepção e até diminuí-la para mitigar a saída proprioceptiva. Hellsing demonstrou experimentalmente como o músculo muda imediatamente com o contacto com o dente e que o feedback aferente periodontal (propriocepção) deve ser responsável por esta rápida adaptação. Hannam et al. também descobriram que, em gatos, a estimulação de receptores de pressão na membrana periodontal levava a um reflexo de abertura da mandíbula. Isto ajuda a esclarecer por que razão os dentes devem ser mantidos em equilíbrio com o conjunto côndilo/disco para manter a harmonia neuromuscular nos músculos associados.

6. Redução dos níveis de hipoxia celular

Num estudo realizado por Nitzan, foi medida a pressão no espaço articular superior de doentes com deslocações do disco articular. Quando os pacientes cerravam os punhos ao máximo, as pressões registadas atingiam até 200 mm Hg. Quando foi colocado um aparelho plano, não foi registada qualquer pressão significativa (sem pressão de hiperfusão capilar). Isto dá credibilidade à terapia com talas de estabilização do ponto de vista molecular.

APLICAÇÕES DAS TALAS ORAIS

As talas orais têm uma vasta gama de aplicações, incluindo:

- Distúrbios temporomandibulares
- Dores miofasciais
- Perturbações da deslocação do disco
- Artrites das articulações temporomandibulares
- Outras perturbações da dor
- Dores de cabeça/enxaquecas
- Perturbações motoras e do sono
- Bruxismo do sono
- Apneia do sono
- Doença de Parkinson
- Discinesia tardia oral
- Reabilitação oclusal
- Ortodontia
- Periodontia
- Prótese dentária
- Mordida fantasma
- Outros (prevenção de traumatismos teciduláres, hábitos)
- Bruxismo diurno
- Desporto
- Morder a bochecha ou as unhas
- Terapia electroconvulsiva
- Queimadura da comissura labial
- Refluxo esofágico
- Sinusite

CARACTERÍSTICAS DA TALA

As caraterísticas de uma tala bem sucedida devem incluir

- Estabilidade;
- Equilíbrio na relação cêntrica;
- Paragens de igual intensidade em todos os dentes;
- Desoclusão posterior imediata;
- Uma superfície de "pista de patinagem";
- Transições suaves nas excursões laterais, protrusivas e laterais alargadas (crossover);
- Conforto durante o uso; e
- Estética razoável.
- A adesão do doente também contribui para o sucesso da tala.

Uma tala que se mova na boca não pode fornecer a estabilidade necessária para uma superfície definitiva, imóvel e preparada para forças pesadas de todas as direcções. O laboratório deve fabricar uma tala de modo a que esta entre e saia com um ligeiro corte inferior para assegurar um ajuste firme. O paciente não deve sentir qualquer sensação de aperto em nenhum dos dentes quando a tala está posicionada. Se não for esse o caso, a hipersensibilidade dentária seguir-se-á normalmente. O comprimento da tala na lingual e na vestibular depende da necessidade de retenção como resultado do tamanho e forma do dente. Quanto mais curto e fino for o splint na lingual, melhor será o cumprimento do paciente, mais distinta será a fala e mais confortável será a postura da língua. Os flanges vestibulares devem ser suficientemente espessos para serem fortes mas não interferirem com as zonas neutras. A espessura reduzida pode criar desconforto ou "aprisionamento" dos lábios.

O fabrico numa resina acrílica dura e polimerizada a quente facilitará o estabelecimento e o ajuste dos pontos de contacto.

A resina acrílica ortodôntica é de fácil utilização, fácil de ajustar e suficientemente suave para não hiperactivar os ligamentos periodontais. Também pode ser polida até um brilho elevado para uma superfície de baixa fricção.

Os metacrilatos de metilo são relativamente fáceis de trabalhar, mas mantêm um odor forte e apresentam uma composição granular que é mais difícil de polir e ajustar.

Os materiais resilientes de borracha macia utilizados para protecções desportivas não possuem nenhuma das caraterísticas importantes para a terapia de talas e não têm qualquer utilização eficaz nesta área. As "pseudo" talas hidrostáticas funcionam para separar os dentes e reduzir a hiperatividade muscular durante curtos períodos de tempo, enquanto as talas de cobertura total estão a ser fabricadas. O uso a longo prazo das primeiras não é recomendado.

A resina Ultra splint[105] é sugerida para pacientes com alergia a resinas acrílicas ortodônticas. O laboratório necessita de instruções explícitas para o fabrico de qualquer aparelho intra-oral. Os aparelhos maxilares e mandibulares têm desenhos completamente diferentes, embora funcionem da mesma forma. Todos os dentes contactam em relação cêntrica num aparelho maxilar. Um aparelho mandibular tem frequentemente um contacto cúspide a cúspide em relação cêntrica, sem que os dentes anteriores maxilares se toquem. Muitos pacientes com desordens da articulação temporomandibular têm uma sobreposição horizontal significativa; estender a resina acrílica mandibular para contactar os dentes maxilares seria inestético, fisicamente desconfortável e desnecessário.

Como a cavidade oral é um sistema dinâmico e o movimento da mandíbula é quase sempre para a frente, os dentes anteriores estarão em constante contacto com a tala. Esta área deve ser equilibrada fazendo com que o paciente se mova em movimentos protrusivos, laterais e mediolaterais, marcando as áreas e estabelecendo os princípios de orientação anterior já mencionados.

Os aparelhos mandibulares são a escolha popular para pacientes activos que usam aparelhos 24 horas por dia, uma vez que não mostram ou afectam tanto a fala como os aparelhos maxilares. Por outro lado, o aparelho maxilar é uma escolha atraente para uso noturno, uma vez que todos os dentes estão em contacto com a mesma intensidade, e os 13% da população que bruxeiam isometricamente terão essas forças mais equilibradas. Outras razões para a escolha de uma arcada em detrimento da outra incluem irregularidades na arcada, a profissão do paciente e o potencial de engasgamento. É apropriado que o paciente tenha um aparelho mandibular para uso diurno e um aparelho maxilar para uso noturno. Recomenda-se o uso da tala durante 24 horas devido às forças geradas quando os dentes se unem durante a deglutição e a mastigação. As forças de deglutição excedem as forças de mastigação e ocorrem aproximadamente 2000 vezes por dia, durante todo o dia. Se possível, a tala deve ser usada quando o paciente come.

As talas de reposicionamento anterior foram originalmente concebidas para "recapturar" os discos através da protrusão do maxilar mandibular para a frente até o côndilo voltar a encaixar no disco e "bloqueá-lo" na posição.

Nos doentes que não sentiram mais estalidos, o disco pode ter sido empurrado permanentemente para o lado no pólo lateral, em vez de o disco ser recapturado. O sucesso no alívio da dor com estes aparelhos pode ser impressionante, mas também pode ser explicado.

Se a mandíbula for trazida para baixo e para a frente, o côndilo não irá colidir com os tecidos retrodiscais inflamados, que são uma importante fonte de dor. As talas de reposicionamento anterior podem ser um tratamento válido para utilização a curto prazo (não mais de 10 dias) em casos de traumatismo, quando as talas de estabilização tendem a aumentar a dor ao permitir o livre acesso do côndilo aos tecidos inflamados na área retrodiscal.

No entanto, as talas de reposicionamento anterior tendem a introduzir mordidas abertas posteriores em usuários de longo prazo (quando o aparelho não cobre os dentes anteriores), e é necessária uma ortodontia heróica ou odontologia restauradora para fechar os dentes em sua nova posição de contraventamento muscular anteroinferior. Seria preciso desconsiderar os princípios anatômicos e fisiológicos do sistema mastigatório para acreditar que um aparelho de reposicionamento anterior deveria ser uma modalidade padrão para qualquer tipo de distúrbio da articulação temporomandibular (exceto traumas agudos de curta duração).

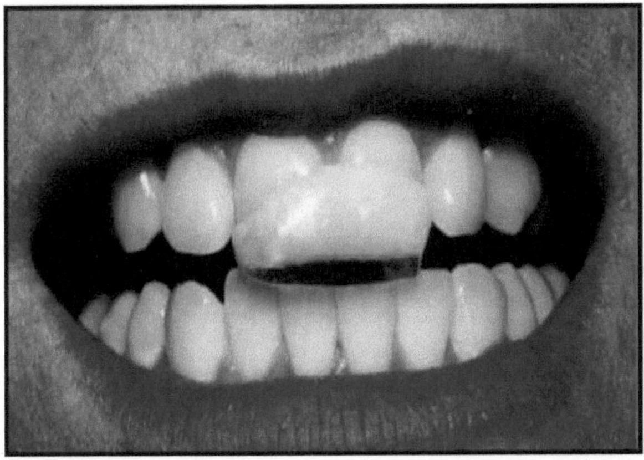
*

FIG 20: Desprogramador anterior para separar os dentes posteriores com função suave
nos dentes anteriores.

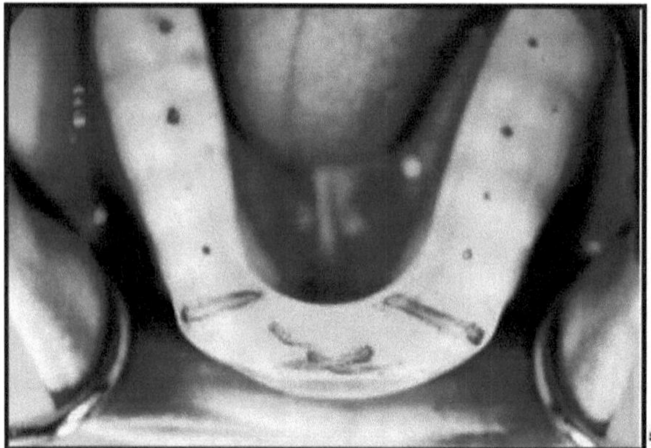
*
FIG 21: Vista oclusal do aparelho de estabilização mandibular.

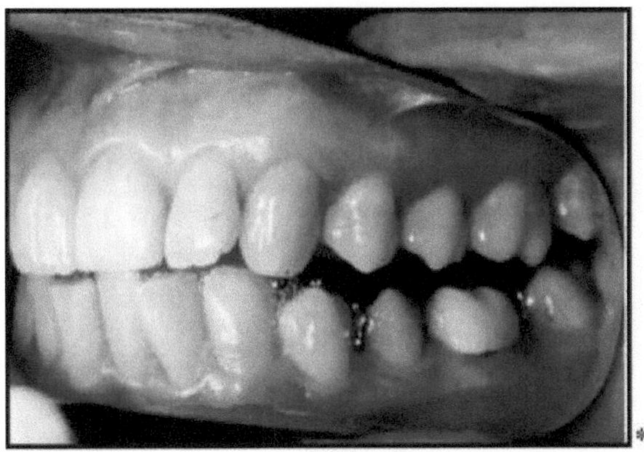

A

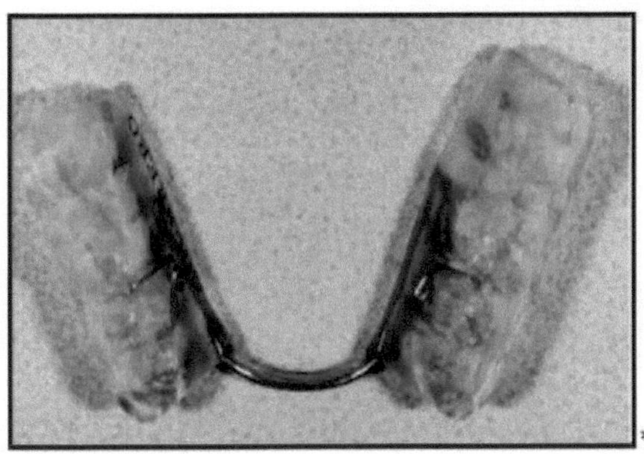

B

FIG 22: A, Reposicionamento do côndilo de bloqueio do aparelho para uma posição anteroinferior

.

B, Vista oclusal do aparelho com entalhes em acrílico.

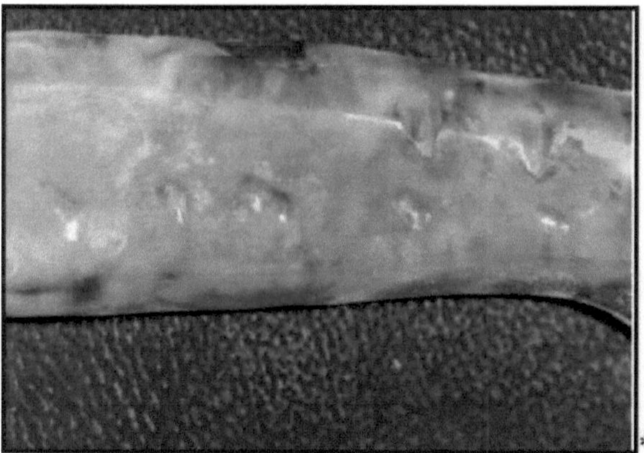

FIG 23: Recuos cêntricos e recuos excursivos laterais na tala colocada na boca há menos de 1 semana.

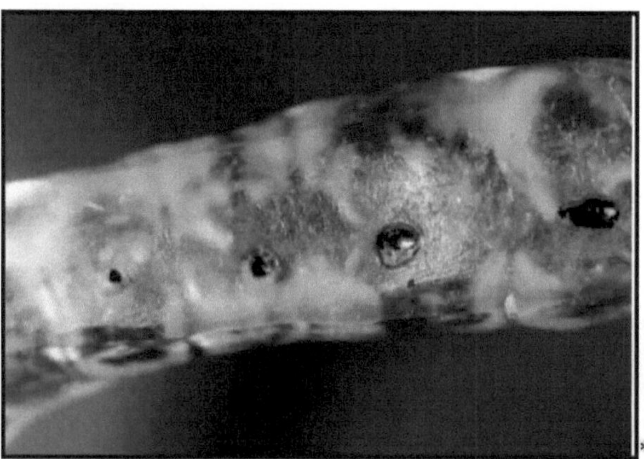

FIG 24: Desgaste mais acentuado na parte posterior da tala. Marcador utilizado para visualização

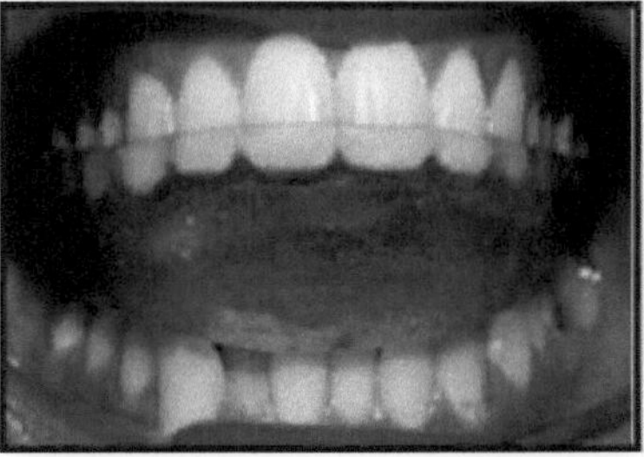

FIG 25: Tala espessa utilizada para diminuir a força muscular durante o bruxismo

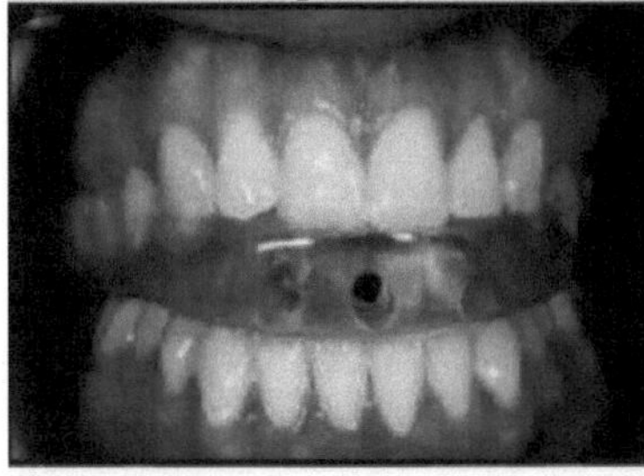

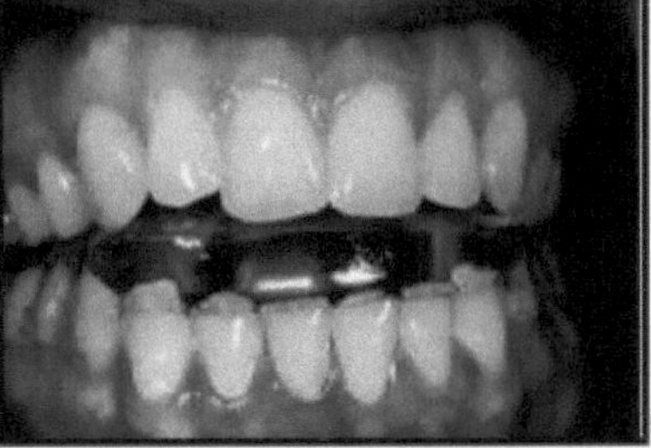

A B

FIG 26: A, Aparelho de estabilização maxilar para uso noturno.
B, tala mandibular para uso diário.

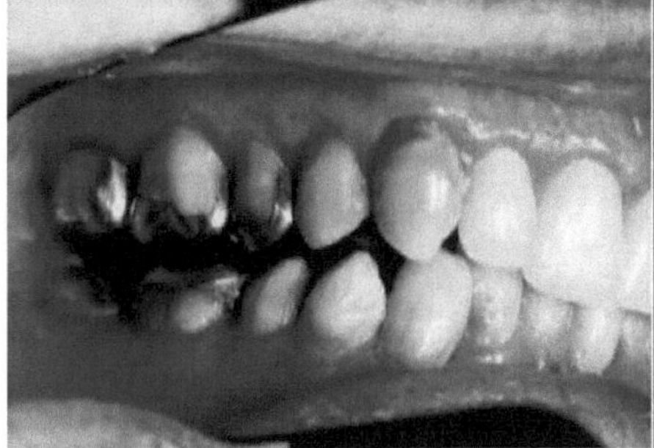

FIG 27: Oclusão aberta posterior desenvolvida após o uso do aparelho de reposicionamento anterior durante 7 anos.

ESCOLHER A TALA CORRECTA[108]

A determinação do tipo apropriado de terapia com tala depende do diagnóstico específico da desordem temporomandibular e de uma compreensão completa da anatomia do complexo côndilo/disco.

A tala correta deve ser escolhida com base na etiologia e nos principais critérios de diagnóstico, conforme indicado abaixo:

Muscle

- **Reflex splinting**
  - Pain on muscle palpation
  - Rigidity of jaw on manipulation
- **Myofascial pain**
  - Pain on muscle palpation
  - Pain referred reproducibly on palpation of trigger points

Temporomandibular Joint

- **Disk displacement with reduction**
  - Reproducible click on opening and closing
- **Disk displacement without reduction**
  - History of joint noise and limitation of mandibular opening but no click present
  - Slight limitation of opening, limitation to the affected side or both

Capsulitis

- Tenderness of temporomandibula r joint with range of motion limited by pain; no crepitus.

Osteoarthritis

- Tenderness of temporomandibula r joint (laterally or in ear canal on palpation) with crepitus

Rheumatoid arthritis

- Same as for osteoarthritis, but patient confirms medical diagnosis of rheumatoidarthritis .

A incoordenação muscular é determinada por palpação muscular, carga articular, medidas de amplitude de movimento, palpação articular, avaliação oclusal e diagnóstico Doppler.

Os doentes apresentam sintomas dolorosos nos músculos faciais, dores de cabeça, amplitudes de movimento limitadas, inflamação frequente das articulações e interferências oclusais na relação cêntrica; podem também estar presentes estalidos pouco frequentes durante o movimento da mandíbula.

Esta assimetria anatómica é reversível se for detectada atempadamente e tratada com terapia de plano de mordida ou terapia de talas permissivas na Fase I (tratamento reversível) e com terapia apropriada na Fase II (terapia oclusal aditiva ou subtractiva, dentisteria restauradora, ortodontia, cirurgia maxilofacial e cirurgia alveolar segmentar) para restaurar o equilíbrio de/para a posição de relação cêntrica.

A incoordenação muscular e discal tem os mesmos sinais e sintomas que a incoordenação muscular, exceto o estalido recíproco ou uma história de estalido recíproco que pára. O diagnóstico pode incluir tomografias com correção sagital. Os doentes apresentam frequentemente o pólo medial do côndilo intacto sob o disco, com o pólo lateral do disco danificado devido a carga ou estiramento e subsequente laxidez ligamentar.

A maioria dos sintomas pode ser reversível se for detectada a tempo, embora a reversibilidade do estalido dependa da forma do disco distorcido e da fibrose do músculo pterigoide lateral. O tratamento normalmente inclui terapia com tala permissiva e terapia de Fase II para estabilização devido à estrutura ligamentar fraca.

Com a ***incoordenação muscular e discal avançada***, os sintomas podem ser os mesmos das fases anteriores, embora possa ser evidente o bloqueio do maxilar, ruídos articulares dolorosos e aumento da dor com a terapia com talas.

Estes doentes têm frequentemente uma longa história de ruídos articulares sem dor que se tornaram dolorosos. A dor à carga com manipulação bimanual é evidente e pode ser extrema. As técnicas de diagnóstico incluem tomogramas sagitalmente corrigidos e imagens de ressonância magnética.

Pode ser necessária uma intervenção cirúrgica, dependendo da localização e do grau de deslocação do disco. Estas fases são irreversíveis, mas podem ser geridas até um estado sem dor com medicamentos adequados, terapia com talas e terapia de Fase II.

CONCEPÇÃO DE TALAS COM CONSIDERAÇÕES FUNCIONAIS[105]

A compreensão da função do sistema mastigatório fornece uma excelente base para o desenho da tala. É necessário um conjunto de dentes (a tala) que tenha contacto de igual intensidade em todos os dentes, que proporcione desoclusão posterior imediata pelos dentes anteriores e orientação condilar, e que seja o menos friccional possível para a harmonia neuromuscular e subsequente cicatrização. A tala de estabilização satisfaz estas necessidades. Ela pode ser colocada em qualquer arcada, desde que os requisitos básicos sejam atendidos. A tala deve permitir que o côndilo atinja a posição CR. Isto pode ser conseguido com a manipulação bimanual, que foi promovida por Dawson[112] e provou ser o método mais fiável e repetível para atingir a RC com profissionais inexperientes.

Uma tala de estabilização não é única se os dentes e/ou a inflamação resultarem num assentamento condilar incompleto. A tala pode ser considerada um conjunto de dentes com interferências oclusais. Por isso, a tala deve ser continuamente monitorizada e ajustada. Quando o músculo relaxa e/ou a inflamação diminui, a posição dos dentes na tala muda. Quando se consegue reajustar a tala para a posição CR, os dentes e o conjunto côndilo/disco atingem a harmonia neuromuscular. Isto explica porque é que os doentes sentem algum alívio inicial com quase tudo o que lhes é colocado na boca, mas deixam de melhorar após as primeiras 1 a 2 semanas. Se as interferências na tala forem continuamente perseguidas pelo reequilíbrio em RC, o paciente sentir-se-á confortável e permanecerá assim. Quanto mais hábil o profissional se tornar com este equilíbrio e tempo, mais rapidamente o paciente pode progredir.

Num estudo realizado por Holmgren et al[113] foram observadas alterações na tala (sob a forma de indentações) em 61% dos doentes em cada avaliação de 2 semanas. Os restantes 39% do grupo de doentes registaram alterações de vez em quando. A maioria dos utilizadores de talas precisa de ser observada mais frequentemente do que de 2 em 2 semanas para os ajustes iniciais. Um protocolo sugerido incluiria ajustes às 24 horas, 54 horas, 7 dias, 2 semanas e 1 mês após a colocação. Quando não se observa qualquer movimento na tala nas consultas de ajustamento e os sintomas diminuem, os intervalos entre os ajustamentos podem ser alargados, desde que qualquer inversão dos sintomas seja contrariada com uma consulta de ajustamento imediata. Após 3 meses, sem alterações na tala, com uma musculatura confortável e sem dor ao carregar, o doente está pronto para a avaliação da terapia de fase II.

FABRICO DE TALAS

Juntamente com a comunicação precisa com um laboratório dentário comercial para fornecer a prótese de qualidade obrigatória para o sucesso do tratamento, é necessário um registo oclusal CR preciso, modelos precisos de todas as superfícies de oclusão e uma transferência fiável do arco facial. Com instruções e registos laboratoriais precisos, a colocação e o ajuste não devem demorar mais de 10 minutos.

LIMITAÇÕES DAS TALAS

As talas não podem fazer 3 coisas básicas:

- Descarregar a articulação,
- Prevenir o bruxismo,
- Ou "curar" o doente.

Alguns autores afirmaram que as talas funcionam para descarregar as articulações e, por conseguinte, aliviar a pressão sobre o disco. Esta teoria foi refutada por Kuboki et al[114] e não pode ser explicada anatómica ou fisiologicamente. Os músculos elevadores estão localizados atrás do dente mais posterior e, portanto, garantem que a articulação estará sempre carregada quando os elevadores se contraem. A teoria da descarga é provavelmente usada para proteger a validade de desenhos de talas que são ineficazes em sua função teorizada. Tais talas abrem a dimensão vertical e descomprimem minimamente a cabeça do côndilo quando não estão em carga para reduzir as pressões teciduais superiores. Eles também podem aumentar a carga da articulação temporomandibular que resulta de uma maior eficiência muscular máxima.

As talas não previnem o bruxismo, mas equilibram a distribuição da força em todo o sistema mastigatório. Podem diminuir a frequência mas não a intensidade dos episódios de bruxismo. As talas também não curam os pacientes; dão-lhes a oportunidade de se curarem a si próprios. O doente não paga apenas pelo fabrico de uma tala, mas também pelo cuidado, competência e discernimento do profissional cujo objetivo é permitir a cura através de uma conceção, monitorização e ajuste adequados[80]

.

What OAs can do	What OAs cannot do
Decrease/alter loading on TMJ by reducing force intensity, frequency, and/or duration of oral parafunctional activities	Unload the TMJ by distracting condyle or by pivoting on molar contacts
Briefly reduce muscle activity by introducing "foreign body" of occlusal platform	Retrain muscles to be less active after splint is removed
Reduce headache intensity or frequency if it is triggered by SB-induced myalgia or arthralgia	Relieve headache conditions that are primarily neurovascular or vascular in origin
Improve internal derangement symptoms of locking/catching upon awakening related to strong nocturnal muscle activity (clenching/grinding)	Recapture displaced disks, enhance retrodiskal tissue healing, prevent progression from ADD-R to ADD-NR
Disrupt neuromuscular engrams that determine TMJ-fossa relationships ("de-programming")	Produce an "ideal" neuromuscular/occlusal relationship
Protect occlusal surfaces of teeth and dental restorations from SB forces	Permanently reduce or eliminate SB activities
	Establish "correct" vertical dimension of occlusion

TMJ, temporomandibular joint; *SB*, sleep bruxism; *ADD-R*, anterior disk displacement with reduction; *ADD-NR*, anterior disk displacement without reduction.

MECANISMOS FISIOLÓGICOS PROPOSTOS PARA O SPLINT OCLUSAL E EFICÁCIA CLÍNICA/EFICÁCIA[80] :

Dores miofasciais

> Remoção de interferências oclusais

> Alteração da dimensão vertical da oclusão

> Reposicionamento das articulações temporomandibulares

> Diminuição do nível de atividade muscular

> Reduzir o bruxismo

> Melhorar a consciência cognitiva do paciente

Perturbações da deslocação do disco

> "Recuperar" o disco

> "Descarregar" as articulações

Bruxismo do sono

> Remoção de interferências oclusais

> Alteração da atividade muscular

> Modificação dos hábitos do paciente

Artrite/artralgia

> "Descarregar" as articulações

DOR MIOFASCIAL (MFP) E TALAS ORAIS

Mecanismos fisiológicos propostos

Existem vários pressupostos que estão subjacentes à aceitação mundial das talas orais no tratamento da dor das perturbações da articulação miofacial ou temporomandibular. De seguida, são discutidas as limitações associadas a cada um destes pressupostos.

Remoção de interferências oclusais

Talvez a teoria mais popular sobre o mecanismo de ação das talas orais proposta pela profissão dentária seja a que postula que as talas oclusais são eficazes porque reduzem a quantidade de contacto dentário, alteram a entrada proprioceptiva periodontal para o sistema nervoso central e fornecem ao doente um "esquema oclusal ideal" ou "livre de interferências". Por conseguinte, quer os splints orais forneçam uma cobertura total ou parcial dos dentes, "evitariam influências perturbadoras para o sistema neuromuscular dos contactos oclusais no fecho e movimentos mandibulares".

No entanto, esta suposição baseia-se principalmente em estudos de eletromiografia que comparam a atividade muscular antes e durante o uso de talas orais, e a limitação dessa evidência já foi discutida. Além disso, o conceito de que estas interferências podem induzir uma atividade muscular anormal e dor subsequente é contrariado pelo conjunto de provas que refuta a segunda parte da equação, ou seja, o papel da hiperatividade muscular como causa da dor muscular.

Também é importante ter em mente que o contacto dentário ocorre apenas durante uma parte muito limitada do dia. Se nos basearmos em estudos iniciais que mostram que o tempo estimado de contacto dentário durante um dia é de 17,5 minutos num indivíduo normal, e que a diferença média do tempo de contacto dentário entre indivíduos que fazem bruxismo durante o sono e indivíduos que não fazem bruxismo é de cerca de 9 minutos, o tempo total estimado de contacto seria de apenas 26,5 minutos/dia, ou seja, cerca de 1,8% do ciclo de 24 horas.

Alteração da dimensão vertical da oclusão

De acordo com alguns relatos iniciais, as talas orais contribuem para a redução da "atividade muscular anormal" e da dor, restaurando a dimensão vertical de oclusão original do paciente (dimensão vertical de oclusão), que foi reduzida pelo desgaste dentário ou pela perda de dentes posteriores. Esta crença pode ter sido influenciada pela hipótese de Costen[115] de que a dor facial e os sintomas auditivos que a acompanham podem ser causados por uma perda da dimensão vertical de oclusão, uma deslocação posterior subsequente dos côndilos e a compressão do nervo aurículo-temporal.

É importante notar que a espessura média da tala (8,1 mm), que parece ser a mais eficiente em produzir uma rápida melhora nos sintomas, excede de longe a quantidade usual de aumento vertical que se deseja restaurar na maioria dos pacientes. Além disso, embora tenha sido observada uma diminuição imediata da atividade electromiográfica (Eletromiografia) dos músculos elevadores da mandíbula em várias dimensões verticais de aumentos de oclusão obtidos com talas, não existem dados que apontem para a persistência deste efeito em utilizadores de talas a longo prazo. Mais importante ainda, uma diminuição da eletromiografia após uma dimensão vertical de oclusão aumentada não implica necessariamente que uma perda da dimensão vertical de oclusão induza aumentos patológicos da eletromiografia.

Reposicionamento das articulações temporomandibulares

Outra teoria estipula que o sucesso obtido com as talas orais se deve ao reposicionamento da articulação temporomandibular deslocada (articulação temporomandibular) numa posição mais "terapêutica" ou "concêntrica" dentro das fossas temporais, melhorando assim a relação maxilo-mandibular e eliminando o desequilíbrio muscular e a dor daí resultante. Este conceito baseia-se na medição dos espaços articulares entre a superfície projectada do côndilo e o bordo radiológico das fossas temporais e está, por isso, associado a vários erros.

Em primeiro lugar, não aborda a grande variabilidade das posições condilares encontrada tanto na população geral assintomática como na população de doentes.

Em segundo lugar, não tem em conta os erros e distorções significativos inerentes à projeção de um complexo articular tridimensional na superfície plana de uma radiografia. Isto é particularmente importante, uma vez que as variações na posição condilar observadas nas radiografias podem simplesmente refletir as variações da forma dos componentes ósseos da mesma articulação, da sua face medial para a sua face lateral.

Em terceiro lugar, não tem em consideração a variação da espessura dos componentes dos tecidos moles, que não se reflecte nas radiografias convencionais, mas que contribui para a falta de uniformidade do espaço articular.

Por último, como se refere mais adiante, a crença de que uma "atividade muscular anormal" ou um "desequilíbrio muscular" pode ser a causa da dor muscular foi posta em causa.

Diminuição do nível de atividade muscular

O efeito aparente das talas orais foi assumido como estando relacionado com uma diminuição da atividade muscular. A sua eficácia foi ainda atribuída a uma redução da eletromiografia nos músculos temporais, que parecem apresentar maiores alterações em comparação com os músculos masseteres.

Redução do bruxismo em relação às perturbações da articulação temporomandibular

Acredita-se frequentemente que as talas orais contribuem para o sucesso do tratamento das disfunções da articulação temporomandibular através da redução da atividade do bruxismo. Esta crença baseia-se no pressuposto de que o bruxismo é um fator contribuinte ou causal das perturbações da articulação temporomandibular. Muitos pacientes com bruxismo do sono não têm qualquer dor nos músculos mastigatórios e os pacientes com bruxismo do sono tendem a ter a sua maior dor de manhã, enquanto os pacientes com dor miofascial têm a sua pior dor à noite. Este facto sugere que o bruxismo do sono e a dor miofascial podem ser duas entidades diferentes.

Mecanismos comportamentais:

A Teoria da Consciência Cognitiva

De acordo com essa teoria, a presença da tala como um objeto estranho na boca provavelmente mudaria os estímulos táteis orais, diminuiria o volume oral e o espaço para a língua, e tornaria os pacientes conscientes sobre a posição e o uso potencialmente prejudicial de sua mandíbula. Embora pareça razoável supor que essa maior consciência influenciaria a aprendizagem dos pacientes para alterar ou reduzir seu comportamento prejudicial e, portanto, contribuir para o sucesso geral da intervenção, esse conceito ainda precisa ser comprovado.

Eficácia clínica/eficácia

Embora o mecanismo de ação dos splints orais ainda não tenha sido elucidado, a aceitação dessa modalidade de tratamento continua sendo grande. Essa fé na terapia com splints pode ter sido reforçada por quase cinco décadas de altas taxas de sucesso clínico alcançadas apenas com splints, sejam eles inseridos nas arcadas maxilar ou mandibular, ou combinados com outras terapias. A questão que pode surgir não é tanto se as melhorias dos pacientes podem ser obtidas com talas, mas sim quanto das melhorias relatadas refletem a eficácia, ou seja, o verdadeiro valor terapêutico desses dispositivos orais, e quanto pode ser devido a outros fatores, como o curso natural do distúrbio, o efeito placebo, a relação médico-paciente e/ou outros elementos de confusão indeterminados.

É provável que os resultados positivos se devam, em parte, ao efeito placebo que está frequentemente associado ao tratamento da dor miofacial e que foi observado em 30-64% dos pacientes.

Num estudo[80] , os doentes com dor miofacial foram distribuídos aleatoriamente por três grupos: um grupo de controlo passivo, no qual os doentes usaram uma tala estabilizadora da maxila apenas 30 minutos em cada uma das sete consultas ao longo de um período de 11 semanas; um grupo de controlo ativo, no qual os doentes usaram uma tala palatina 24 horas por dia, exceto durante a higiene oral e às refeições, mas a tala não alterou a oclusão dos doentes; e um grupo de tratamento, no qual os doentes usaram uma tala estabilizadora da maxila 24 horas por dia, exceto durante a higiene oral e às refeições. Os dados mostram uma diminuição significativa dos relatos dos pacientes sobre a intensidade da dor e a sensação de dor desagradável nos três grupos de pacientes após 11 semanas de tratamento, tanto em repouso como após um teste de mastigação, mas não houve diferenças significativas entre os grupos.

Os dados põem em dúvida o valor terapêutico (eficácia) das talas orais no tratamento da dor miofacial, e sugerem também que a diminuição da dor durante o ensaio não se deveu a alterações na oclusão dos pacientes. À luz destes resultados, qualquer terapia de fase II em que se utilizem procedimentos permanentes de alteração da oclusão para manter a relação maxilo-mandibular obtida com o splint é totalmente injustificada.

As talas de resiliência macia também são habitualmente utilizadas no tratamento da dor miofacial, embora apresentem resultados mistos. Embora a sua eficácia a curto prazo na redução da dor tenha sido relatada em vários relatórios de casos e estudos, foi observado um agravamento dos sintomas em alguns pacientes. Também foram levantadas preocupações relativamente aos efeitos destes aparelhos nas alterações dos contactos oclusais e foram comunicadas queixas dos doentes sobre o volume da tala.

Os pacientes que usaram a tala palatina ou a tala estabilizadora relataram significativamente mais alívio da dor do que aqueles que não usaram o aparelho entre as consultas. No entanto, embora o relato de alívio da dor reflicta a eficácia da terapia (ou seja, a apreciação do paciente das mudanças positivas que são percebidas como tendo ocorrido durante o ensaio), o alívio da dor é uma estimativa pobre da eficácia do tratamento, porque essa medida de resultado é baseada na memória da dor, e a validade dos relatos retrospectivos incluindo a memória da dor tem sido questionada.

Assim, tendo em conta a natureza auto-limitada da dor miofacial, a importância do efeito placebo associado às talas orais e a natureza não invasiva desta abordagem (quando não são seguidas de terapia oclusal), as talas orais parecem satisfazer as seguintes expectativas gerais dos pacientes em relação aos serviços de saúde, ou seja

1) para estar vivo o máximo de tempo possível;
2) estar a funcionar normalmente;
3) estar livre de dor e de outros sintomas físicos, psicológicos ou sociais;
4) estar isento de problemas iatrogénicos decorrentes do regime de tratamento; e
5) manter-se solvente

Na ausência de quaisquer outras formas de terapia com um valor curativo comprovadamente maior e à luz dos dados que suportam a sua eficácia, mas não a sua eficiência, concluímos que as talas orais devem ainda ser utilizadas como um adjuvante na gestão do paciente, mas apenas até que a etiologia da dor miofacial seja elucidada e um regime de tratamento mais específico para esta condição seja desenvolvido.

PERTURBAÇÕES DA DESLOCAÇÃO DOS DISCOS E TALAS ORAIS[109]

A deslocação do disco da articulação temporomandibular da sua posição semelhante a um livro de texto, entre o côndilo mandibular e a eminência temporal, para uma posição anterior e medial ou lateral foi identificada pela primeira vez por Annandale em 1887. As perturbações de deslocação do disco são atualmente classificadas nos seguintes subtipos:

1) Deslocação do disco com redução: O disco é deslocado da sua posição original entre o côndilo e a eminência para uma posição anterior e medial ou lateral, mas reduz-se aquando da abertura total, resultando normalmente num ruído.

2) Deslocação do disco sem redução, com abertura limitada: condição na qual o disco é deslocado da sua posição original entre o côndilo e a eminência para uma posição anterior e medial ou lateral, associada a uma abertura mandibular limitada.

3) Deslocação do disco sem redução, sem abertura limitada: igual a #2 mas não associada a abertura mandibular limitada.

Embora o reposicionamento cirúrgico ou a ressecção do disco articular tenha sido um dos primeiros tratamentos propostos para os distúrbios de deslocamento do disco, as terapias mais conservadoras que utilizam talas orais começaram a ganhar popularidade na década de 1970. Quer fossem resilientes ou duros, adaptados aos dentes maxilares ou mandibulares, concebidos como um aparelho estabilizador ou como um dispositivo reposicionador da mandíbula, os splints orais prescritos para as desordens de deslocamento do disco tinham frequentemente um objetivo comum: "recapturar" o disco deslocado e, assim, eliminar os problemas clínicos que se pensava serem causados pela sua deslocação (por exemplo, dor, movimentos mandibulares limitados e sons articulares)[1] . Acreditava-se ainda que qualquer melhoria nos ruídos articulares, dor e movimento mandibular obtida com a terapia com tala ocorreria como resultado da recaptura do disco e/ou "descarga" da articulação. Após a remissão dos sintomas clínicos, a tala deveria ser gradualmente ajustada para "andar o disco para trás" e permitir que a mandíbula voltasse à sua posição original. Se isso não funcionasse, alterações permanentes da dentição com ortodontia, prótese ou cirurgia ortognática eram recomendadas como "fase II" para manter a nova relação maxilo-mandibular terapêutica obtida com a tala.

Toda esta abordagem para recapturar e estabilizar os discos da articulação temporomandibular pode ter sido motivada pela crença de que a deslocação do disco, que muitas vezes começa como "um estalido na mandíbula", pode ser uma doença progressiva se não for tratada. Muitas autoridades postularam que a deslocação do disco pode levar a riscos acrescidos de desenvolvimento de dor, mobilidade prejudicada (por exemplo, "fechadura fechada") e doenças articulares degenerativas.

A terapia com tala induz uma redução significativa da intensidade da dor articular, da cefaleia temporal e da dor de ouvido. Verificou-se uma diminuição da probabilidade de desenvolvimento de um bloqueio fechado em doentes com deslocação do disco com redução.[10]

"Recapturar" o disco com a tala estabilizadora

A tala estabilizadora descrita anteriormente para a dor miofacial também tem sido amplamente utilizada no tratamento da deslocação discal. Os dados sobre a sua capacidade de reposicionar o disco são ainda muito escassos e a evidência disponível sugere que a recaptura do disco não ocorre em conjunto com a utilização de talas estabilizadoras. Utilizando a ressonância magnética (RM) para visualizar o disco antes e depois de 3-4 meses de tratamento de pacientes com deslocação discal sem redução com talas estabilizadoras, verificou-se que o disco permanecia deslocado anteriormente e deformado, e a sua relação com o côndilo não se alterava.

Isto é consistente com os dados de um outro estudo piloto de uma tala de ressonância magnética que mostra que a melhoria dos movimentos da mandíbula e a remissão da dor em três doentes após um período de tratamento de três meses ocorreu sem qualquer sinal de recaptura do disco. Conforme analisado abaixo, estes dados são semelhantes aos relatados para as talas de reposicionamento anterior.

"Recapturar" o disco com a tala de reposicionamento anterior

Tal como o nome indica, as talas de reposicionamento anterior são concebidas para manter o maxilar numa posição protrusiva, numa tentativa de "descomprimir as estruturas articulares", permitir que o disco deslocado anteriormente recupere a sua relação "normal" com a cabeça do côndilo e as fossas articulares e permitir a "cicatrização da fixação posterior alongada do disco". Para garantir um alinhamento correto do "complexo discôndilo", foram utilizados vários métodos de imagem para visualizar a posição do disco durante o fabrico das talas de reposicionamento anterior, incluindo artrografia e ressonância magnética. No entanto, a consistência e a previsibilidade destes aparelhos no reposicionamento do disco têm sido questionadas. Num estudo de ressonância magnética que envolveu 18 doentes e 30 articulações com estalidos tratadas com a tala do tipo Sved, Kirk[116] (1991) relatou que o reposicionamento do disco ocorreu em apenas três articulações. Da mesma forma, Manco e Messing[117] (1986) verificaram que 41,8% dos discos avaliados com tomografia computorizada sagital direta não foram reposicionados após a terapia com tala de reposicionamento anterior. Manzione et al.[118] (1984) referiram que 46% dos doentes com deslocação discal dolorosa tratados com talas de reposicionamento anterior continuavam a ter deslocação discal anterior. Noutro estudo que utilizou imagens de ressonância magnética antes e imediatamente após uma média de nove meses de tratamento com uma tala de reposicionamento anterior, o reposicionamento do disco foi observado em 96% dos 26 discos totalmente redutores, mas não nos sete discos parcialmente redutores e nos 14 discos não redutores.

Descarregar as articulações

Tem sido sugerido que a sobrecarga da articulação temporomandibular pode causar deslocamento do disco e artrite degenerativa, e que as talas orais actuam descomprimindo as articulações. Isto pode ter sido baseado na crença de que a abertura mandibular induzida pela espessura da tala seria acompanhada por um aumento do espaço articular e uma diminuição das forças de carga exercidas sobre as superfícies articulares da articulação temporomandibular. Embora não existam provas diretas que apoiem esta hipótese, a descarga da articulação temporomandibular tem sido avaliada indiretamente através de vários métodos. Utilizando um modelo mecânico estático baseado em análise vetorial para estimar as forças de aperto transmitidas à articulação temporomandibular, dos Santos[119] e seus colegas concluíram que a inserção de uma tala estabilizadora tende a diminuir a pressão nas articulações, enquanto o uso de uma tala de reposicionamento anterior tende a aumentar a pressão nas estruturas articulares.

No entanto, este modelo nunca foi validado in vivo em condições dinâmicas. As forças exercidas sobre as articulações temporomandibulares também foram estimadas num estudo clínico, utilizando um dispositivo de rastreio da mandíbula para prever os movimentos condilares induzidos por tarefas de aperto. Uma vez que os movimentos condilares não foram significativos durante o aperto com a tala estabilizadora ou com a tala de reposicionamento anterior, inferiu-se que as forças eram principalmente direcionadas para os molares e que os efeitos descompressivos ao nível temporomandibular eram induzidos pelo uso das talas.

Mais recentemente, Kukobi et al. (1997)[80] utilizaram tomogramas da articulação temporomandibular e mediram o espaço articular durante a máxima intercuspidação dos dentes e o apertamento com dois tipos de talas. A tala estabilizadora não induziu nenhum aumento significativo no espaço articular, e houve uma redução significativa no espaço articular anterior associada à tala de reposicionamento anterior, o que sugere que essas talas não descarregam a articulação temporomandibular. A partir da literatura revisada, parece que as talas orais geralmente não permitem que os clínicos reposicionem o disco articular ou descomprimam as estruturas articulares. Em casos bem sucedidos de reposicionamento do disco, ainda faltam dados de acompanhamento, e os resultados a longo prazo desta abordagem agressiva de tratamento ainda precisam de ser avaliados.

EFICÁCIA CLÍNICA/EFICÁCIA DAS TALAS ESTABILIZADORAS NO TRATAMENTO DAS PERTURBAÇÕES DA DESLOCAÇÃO DISCAL[110]

Em estudos não controlados, foi relatado que as talas estabilizadoras são eficazes na diminuição da dor e dos ruídos articulares, e na melhoria da amplitude do movimento mandibular. No entanto, em estudos controlados (mas não cegos) que compararam os resultados das talas estabilizadoras com os de um grupo de controlo, embora a melhoria geral da dor, dos ruídos articulares e da abertura máxima fosse notória, não foram encontradas diferenças significativas entre os grupos.

Os dados de um estudo demonstraram que 41,9% dos doentes com deslocação do disco sem redução que recusaram qualquer tratamento apresentaram um aumento significativo da abertura da boca e uma diminuição da dor após um ano, embora os ruídos articulares se mantivessem inalterados. Em conjunto, estes dados mostram que não só a capacidade das talas estabilizadoras para recapturar o disco articular é duvidosa, como também a sua eficácia clínica no tratamento da deslocação do disco continua por provar. As talas estabilizadoras também foram comparadas com a sua contraparte, a tala de reposicionamento anterior. Os resultados de um estudo não controlado e os de um estudo controlado mas não cego sugeriram que a tala de reposicionamento anterior proporcionava mais melhorias do que a tala estabilizadora.

TALAS DE REPOSICIONAMENTO ANTERIOR NO TRATAMENTO DE PERTURBAÇÕES DA DESLOCAÇÃO DOS DISCOS

O alívio da dor e/ou a melhoria da amplitude de movimento mandibular foram relatados na maioria dos estudos de tratamento da deslocação do disco que analisámos até agora, quer a posição do disco tenha sido ou não avaliada por técnicas de imagem. Nos estudos em que foram utilizados sinais objectivos, tais como ruídos articulares, como medida do resultado do tratamento, as taxas de sucesso foram muito inferiores e as taxas de recidiva foram alarmantemente elevadas: De 40 a 50% dos doentes que receberam talas de reposicionamento anterior ainda apresentavam ruídos nas articulações 1 a 3 anos após o tratamento.Além disso, conforme discutido anteriormente, com o uso de técnicas de imagem, como ressonância magnética, tomografia computadorizada e artrografia, para visualizar a posição do disco, verificou-se frequentemente que o sucesso clínico percebido não estava associado a um disco recapturado. Por exemplo, num estudo de ressonância magnética que envolveu 30 articulações com estalidos tratadas com a tala do tipo Sved, foi relatado que, embora os ruídos articulares tenham sido eliminados em 27 articulações, o reposicionamento do disco ocorreu em apenas três articulações. Da mesma forma, Manco e Messing[117] (1986) verificaram que, apesar de os ruídos articulares terem sido eliminados, 41,8% dos discos avaliados com tomografia computorizada sagital direta não foram reposicionados após a terapia com tala de reposicionamento anterior.

Em conjunto, estes dados sugerem que os relatos subjectivos de melhorias após a terapia com talas de reposicionamento anterior não ocorrem geralmente como resultado da recaptura do disco. Além disso, a especificidade dos sons articulares como um sinal de deslocamento do disco ou como uma variável de resultado para medir o sucesso da terapia com tala para o deslocamento do disco pode ser questionada, uma vez que também foram relatados discos deslocados visualizados com artrografia na ausência de sons articulares. É interessante notar que a ausência de alterações na posição dos discos deslocados na presença de resultados clínicos positivos também foi relatada em estudos que utilizaram outras modalidades de tratamento, como a tala estabilizadora, conforme discutido acima, ou após cirurgia artroscópica bem-sucedida.

TALAS ORAIS NO TRATAMENTO DO BRUXISMO[80]

Mecanismo fisiológico

Entre as aplicações dos splints orais, a sua utilização como dispositivo de proteção contra os potenciais danos dentários e periodontais induzidos pelo bruxismo do sono é talvez a menos contestada, enquanto que a informação sobre o bruxismo diurno ainda é escassa. No entanto, o conceito de que os splints orais podem ser utilizados para tratar o bruxismo, removendo as interferências oclusais que se pensa desencadearem a atividade do bruxismo, já não é sustentável.

Foi demonstrado que os ajustes oclusais não impedem o bruxismo do sono e que os contactos oclusais deflectivos colocados experimentalmente reduzem, em vez de aumentarem, a atividade dos músculos mastigatórios durante o sono. Além disso, os dados epidemiológicos indicam que os indivíduos que sofrem de bruxismo e os indivíduos de controlo não podem ser distinguidos com base nas suas caraterísticas morfológicas oclusais.

Atualmente, não existem dados fiáveis que suportem o papel etiológico da oclusão no bruxismo e, em vez disso, as evidências disponíveis tendem a favorecer um envolvimento do sistema nervoso central e comportamental, em vez de uma causa periférica específica. Uma revisão recente sobre a epidemiologia e fisiopatologia do bruxismo do sono revela que este distúrbio pode ocorrer na presença de vários distúrbios psiquiátricos, neurológicos e sistémicos.

Estão também a surgir provas que sugerem que alguns neurotransmissores podem estar implicados na fisiopatologia do bruxismo do sono. Outros factores de exacerbação relatados incluem o stress, drogas ou álcool, doenças e personalidade. À luz destes dados, já não é razoável aceitar a oclusão como a causa do bruxismo. Por conseguinte, a hipótese de que as talas orais funcionam através da remoção de interferências oclusais torna-se questionável e, além disso, a eficácia das talas orais na diminuição da atividade do bruxismo também é discutível.

Eficácia clínica/eficácia

Vários estudos relataram que o uso de talas orais estava associado a uma diminuição da atividade electromiográfica nocturna nos músculos mastigatórios. Este efeito pareceu ser transitório, uma vez que os valores electromiográficos voltaram aos níveis de base quando o tratamento foi retirado. A diminuição dos dados electromiográficos foi interpretada como sendo o resultado de uma redução da atividade do bruxismo, sendo o retorno aos seus valores originais percebido como um recomeço da atividade parafuncional.

Em primeiro lugar, a maioria destes primeiros estudos baseou-se nos resultados médios da Eletromiografia e não em quaisquer medidas da frequência, intensidade e duração da atividade rítmica da mandíbula (incluindo sinais de Eletromiografia, áudio ou vídeo) que são agora considerados críticos na avaliação do bruxismo do sono.

Em segundo lugar, não podemos excluir a possibilidade de que a diminuição observada na atividade da eletromiografia durante o tratamento e o seu aumento após o tratamento possam refletir as respostas não específicas e transitórias dos músculos elevadores da mandíbula às alterações na dimensão vertical de oclusão obtidas com as talas.

Em terceiro lugar, resultados opostos também foram relatados. Dentro do mesmo estudo, Okeson[1] (1987) não encontrou nenhuma mudança significativa na atividade da Eletromiografia em dois de dez pacientes que tinham uma tala maxilar dura e em quatro de dez daqueles que usavam uma tala macia. Mais importante, cinco dos dez pacientes que usaram a tala macia mostraram um aumento significativo nos escores da eletromiografia. Da mesma forma, quando os efeitos da orientação de caninos vs. molares em talas duras foram comparados em bruxistas, verificou-se que ambas as talas diminuíram os valores da Eletromiografia noturna do masseter em três indivíduos, mas aumentaram estes valores em três outros indivíduos.

Também foi relatado um aumento notável do cerramento e do bruxismo em alguns pacientes que usam aparelhos resilientes macios. Estes dados contrastantes sugerem que as respostas electromiográficas dos bruxómanos do sono à terapia com talas não são previsíveis. Para além disso, uma vez que a oclusão já não é considerada como uma variável etiopatológica importante no bruxismo do sono, a utilização de talas "oclusais" deve ser reconsiderada como uma modalidade de tratamento mais limitada. Podem ser potencialmente úteis como auxiliares de gestão de hábitos, e podem definitivamente proteger as estruturas dentárias/periodontais contra alguns dos efeitos adversos da hiper-carga prolongada.

Num estudo de NJ Capp et al[106] foi demonstrado que a utilização de uma tala oclusal com contactos simultâneos no fecho e orientação anterior com desoclusão imediata dos dentes posteriores provoca um relaxamento muscular pronunciado nos músculos mastigatórios.

TALAS ORAIS NO TRATAMENTO DA ARTRITE[111]

A literatura relativa à utilização de talas orais no tratamento da artrite é muito escassa e, na sua maioria, anedótica. No caso da osteoartrite da articulação temporomandibular, as talas orais podem ter sido adoptadas por se acreditar que a carga funcional, que se pensa ser causada pela perda de suporte molar ou ocorrer durante a mastigação ou bruxismo, pode desempenhar um papel na causa e progressão da doença.

Em pacientes com artrite reumatoide que apresentam uma destruição do côndilo e uma consequente progressão rápida da dentição para uma mordida aberta, as talas orais também têm sido utilizadas para proporcionar uma estabilização temporária da oclusão antes de se proceder a uma reabilitação protética permanente ou a um ajuste oclusal. Qualquer que seja o raciocínio proposto para apoiar o uso de aparelhos orais, seria presunçoso pretender que poderíamos tratar estes distúrbios degenerativos, do tecido conjuntivo e/ou auto-imunes com uma simples abordagem oclusal. Além disso, é importante notar que nunca foi realizado nenhum estudo específico para avaliar a sua eficácia ou a sua efetividade no tratamento das artrites que afectam a articulação temporomandibular. Por conseguinte, é prudente, neste momento, restringir a utilização de talas orais como adjuvante no tratamento paliativo dos sintomas associados a estas condições.

DIFERENTES TIPOS DE TALAS

Existem muitos tipos diferentes de talas com diferentes indicações, nomeadamente:

- Planos de mordida
  - Desprogramador anterior
  - Lucia jig
- Talas de estabilização
  - Tala de reposicionamento superior
  - Plano plano
  - Tala de reposicionamento anterior
  - Tala de Tanner
  - tala tipo Michigan
  - Desprogramadores de Cranham
  - Desprogramador Kois
  - Dawson B-Splint
- Inibição nociceptiva do trigémeo - Sistema de supressão da tensão
- Tala acrílica Herbst
- Tala de mordida
- Placa de corte
- Tala de gelatina
- Tala de descompressão
- Tala de verticalização
- Tala de distração
- Tala macia
- AqualizerTM

PLANOS DE MORDIDA

- DESPROGRAMAÇÃO ANTERIOR[122]

O desprogramador anterior cria um pequeno ponto de contacto para os incisivos se encontrarem, enquanto desengata todos os dentes posteriores. Elimina quaisquer interferências posteriores nocivas. Ao não permitir o contacto dos dentes posteriores, os músculos pterigóides laterais hiperfuncionantes relaxam, a atividade dos músculos elevadores diminui, o que permite que a ATM assente em relação cêntrica (FIG. 28), frequentemente em minutos.

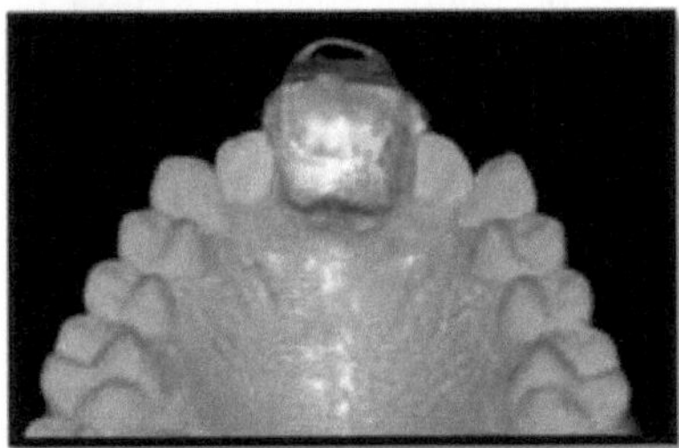

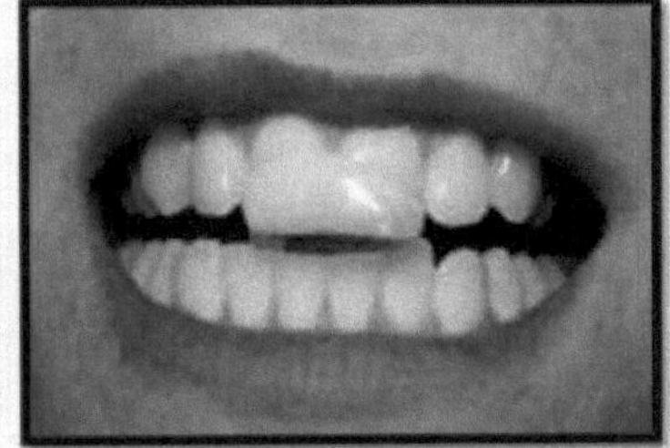

FIG 28: Desprogramador anterior

Indicações:

Quando o exame oclusal da ATM revela um distúrbio (ou disfunção) ocluso-muscular que precisa de ser tratado, pode ser utilizado com segurança um dispositivo de desprogramação. Isto pode ser indicado pela ausência de sensibilidade da articulação durante o teste de carga, na presença de outros sinais ou sintomas de instabilidade, especialmente um achado positivo durante a palpação muscular dos pterigóides, masséteres ou temporais.

Contra-indicações:

Os desprogramadores anteriores devem ser evitados na presença de patologia intracapsular. Se houver suspeita de deslocamento anterior crónico do disco, o assentamento dos côndilos com um desprogramador pode fazer progredir um clique redutor para um clique não redutor, quer no pólo lateral quer no pólo medial. A utilização cautelosa e a monitorização cuidadosa devem ser utilizadas num doente com um clique intermitente no pólo lateral, bem como naqueles que desenvolveram recentemente um clique redutor no pólo lateral. No caso de deslocação do pólo medial, a sua utilização provoca dor significativa, uma vez que está a ser exercida pressão sobre os tecidos retrodiscais. Por isso, é fundamental retirar o aparelho se for sentido algum desconforto ao nível da articulação. Nestas situações, devem ser utilizadas ortóteses de cobertura total para tratar primeiro a articulação.

- LUCIA JIG

O dispositivo Lucia Jig ajuda a obter uma relação cêntrica, desprogramando os músculos e permitindo que os côndilos assentem na posição mais superior. Separa os dentes posteriores e, ao separar os dentes posteriores, permite que o pterigoide lateral se liberte e, quando o pterigoide lateral se liberta, o côndilo assenta. Relaxa os músculos rígidos de uma "pinça". O côndilo é recolocado na boca e, uma vez concluída a desprogramação, o registo da mordida é efectuado com o côndilo no lugar.

A seleção do gabarito Lucia Jig correto baseia-se na abertura vertical dos dentes posteriores. Utilize o gabarito padrão (Classe I) para determinar a abertura vertical. Se existirem vários milímetros (mais de 2,5 mm) entre os dentes posteriores, utilize o

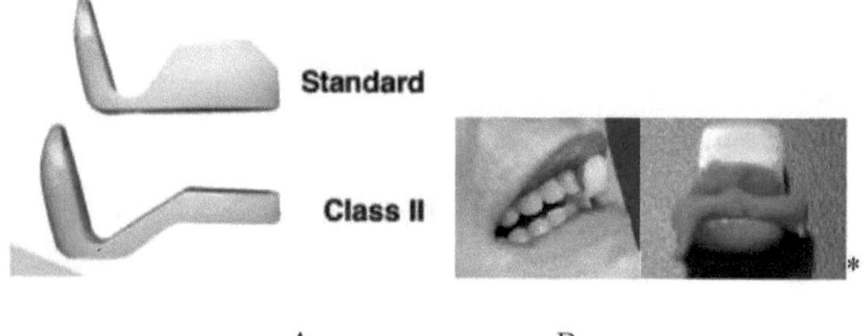

A B

gabarito Classe II para reduzir a abertura vertical (Fig. 29). Para os pacientes com incisivos inferiores muito irregulares, utilizar o gabarito Lucia nos incisivos inferiores. Funcionará da mesma forma contra os incisivos superiores.

FIG 29: A: Gabarito Lucia standard e de classe II.
B: Lucia jig com material de registo de mordidas.

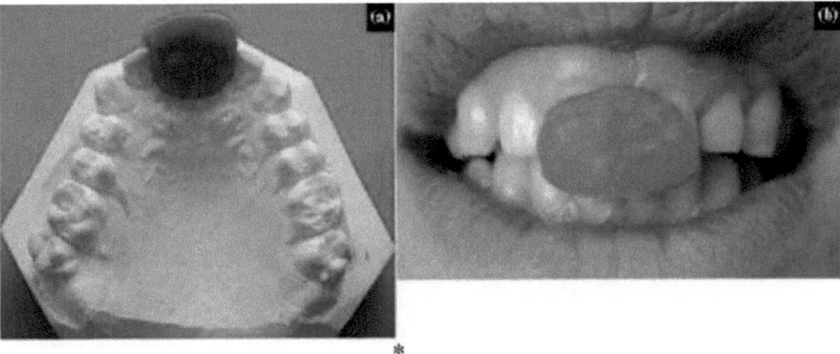

*

Indicações:
Esta é uma excelente ferramenta para ter durante a manipulação bimanual para obter um registo CR preciso.

FIG 30: Gabarito Lucia personalizado

TALAS DE ESTABILIZAÇÃO

A tala de estabilização é uma tala de acrílico duro que proporciona uma oclusão ideal temporária e removível (contacto ideal entre os dentes para os músculos e as articulações temporomandibulares). Proporcionar uma oclusão ideal através da utilização de uma tala terapêutica reduz a atividade muscular anormal e produz um "equilíbrio neuromuscular". Normalmente, sugere-se que os doentes usem a tala apenas durante a noite. A tala precisa de ser ajustada (reequilíbrio da tala para a nova posição da mandíbula através da trituração de alguns dos seus pontos de superfície, uma vez que a mandíbula inferior adoptará uma nova posição como resultado do uso da tala) ao longo de várias visitas, à medida que os músculos mastigatórios relaxam, até se atingir uma relação consistente da mandíbula. Os pacientes devem então ser reavaliados em intervalos regulares. Após um período de terapia bem sucedida com a tala (normalmente entre dois a três meses), os doentes podem ser retirados da tala.

A tala é construída após a obtenção de impressões das arcadas dentárias superior e inferior, registo do arco facial e registo da relação cêntrica. Em seguida, é efectuada uma transferência do arco facial.[123]

As talas de estabilização são eficazes na redução da espessura muscular local e das assimetrias, como demonstrado pela ultrassonografia de alta resolução em escala de cinzentos.[82]

Ekberg et al[38] recomendaram o uso de aparelhos de estabilização no tratamento das DTMs devido à redução significativa da dor miofascial observada no seu estudo. O efeito foi consistente mesmo após 6 e 12 meses de acompanhamento.

Vários tipos de talas de estabilização:

- SPLINT DE REPOSICIONAMENTO SUPERIOR

A SRS, também designada por tala de relação cêntrica. Utilizada principalmente na arcada superior. Também estão disponíveis modelos inferiores. Como aparelho superior, a SRS incorpora um esquema oclusal completo com orientação incisal. O SRS é um aparelho completo

A tala de cobertura, idealmente fabricada no laboratório com modelos articulados em relação cêntrica. O acrílico inter-oclusal anterior é equilibrado para permitir movimentos laterais e protrusivos com orientação incisal.

Esta tala é normalmente fabricada em material transparente Splint Biocryl™ para se adaptar à arcada maxilar ou mandibular. Adiciona-se acrílico de cura a frio para obter paragens cêntricas a partir das pontas vestibulares posteriores inferiores ou das pontas linguais superiores. O acrílico é adicionado à região anterior para formar uma rampa, fornecendo orientação incisal e proteção das cúspides. A trituração da rampa é efectuada num articulador semi-ajustável que reproduz, tão precisamente quanto possível, a amplitude de movimento do maxilar humano. Se os rebaixos naturais não proporcionarem uma retenção suficiente, o laboratório adicionará grampos esféricos, exceto se solicitado de outra forma.

A utilização controlada de SRS é uma ferramenta benéfica na gestão da dor e da disfunção intra-articular, sem alterações irreversíveis da oclusão.[109]

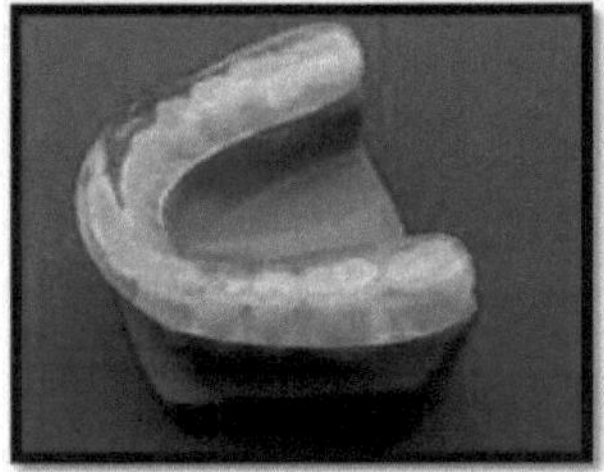
*

Fig. 31: Tala de reposicionamento superior

- PLANO PLANO

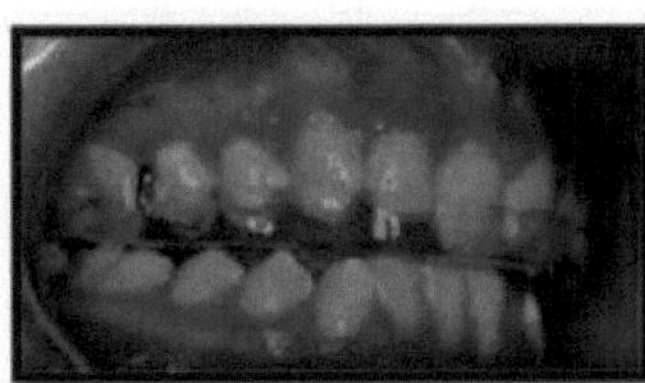

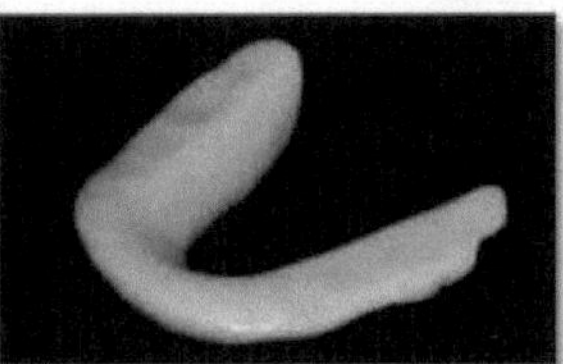
*

Os médicos iniciam frequentemente as talas planas com uma indexação muito ligeira e continuam a alisar a superfície oclusal para permitir que o doente deslize para a frente e para trás. Por vezes, a tala plana é fabricada sem indexação para evitar que o doente bloqueie inicialmente, permitindo ao médico estabelecer a mordida.

FIG 32: Tala plana

Verificou-se que o plano plano é melhor do que o TENS na redução dos sintomas de Deslocamento do disco da ATM sem redução por Linde et al. [13]

- SPLINT DE REPOSICIONAMENTO ANTERIOR

O ARS reposiciona a mandíbula numa posição mais avançada, permitindo que o conjunto do disco retome uma posição mais normal em relação ao côndilo e à fossa. O ARS pode ser utilizado como aparelho superior ou inferior. O aparelho superior é geralmente usado à noite, pois pode ser difícil falar devido à rampa anterior. Para uso diurno, pode ser feito um ARS inferior com a posição mandibular duplicada.

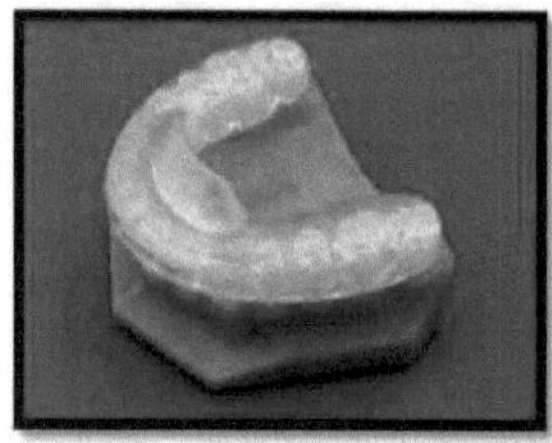

*

FIG 33: Tala de reposicionamento anterior

A ARS elimina o estalido recíproco e diminui a sensibilidade articular.[5] diminui também as dores musculares associadas ao desarranjo interno.[6]

- TANNER SPLINT

A tala de reposicionamento de Tanner é um aparelho inferior utilizado para avançar a mandíbula. É semelhante ao SRS inferior em termos de design e função. O acrílico entra em contacto com os dentes superiores anteriores e posteriores, com um esquema oclusal equilibrado incorporado na secção anterior. Esta tala é fabricada com cobertura acrílica lingual contínua na arcada mandibular. O acrílico oclusal inferior contacta os dentes posteriores superiores com uma ligeira indexação para ajudar a suportar a posição mandibular.

Os curtidores são guiados pelo frêmito tátil, visual e auditivo. A tinta no aparelho é uma verificação secundária. Os curtidores demoram mais tempo a adaptar-se. Tenta-se fazer com que o frêmito com os aparelhos seja menor do que sem os aparelhos. Todos eles têm todos os dentes posteriores (que estão facilmente disponíveis) em contacto em RC para = máxima intercuspidação (MIC). O Universal e o Michigan encorajam-no a tornar os posteriores planos, realmente planos, o que aumenta a dimensão vertical do aparelho. O Tanner terá as cúspides posteriores em ligeiras depressões, centradas na depressão.

Quando o paciente bate ou pressiona os seus dentes posteriores, os dentes anteriores tendem a tocar-se no CR e MIC no Universal e Michigan. Os dentes anteriores geralmente não se tocam no Tanner.

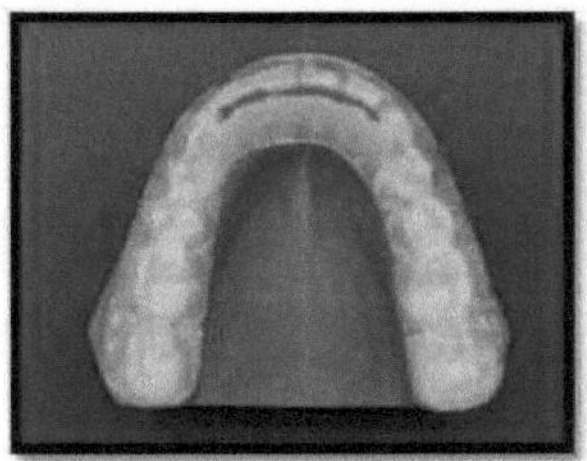

*

FIG 34: Tala de Tanner

- PONTO DO TIPO MICHIGAN

A tala Michigan foi desenvolvida na Universidade de Michigan (EUA) com o objetivo de tratar disfunções da ATM, musculares e de controlar o bruxismo. Se for corretamente concebida e ajustada, esta tala é eficaz como dispositivo de diagnóstico e tratamento. Reduz a hiperatividade muscular, ajudando assim os côndilos a reposicionarem-se de forma a promover a cicatrização das estruturas internas da articulação temporomandibular. É normalmente colocada no maxilar superior, cobrindo todos os dentes maxilares, dando às cúspides de suporte dos dentes mandibulares opostos e aos bordos dos dentes incisais mandibulares um contacto equilibrado e uniforme com a tala no fecho habitual. A orientação das cúspides é criada para proporcionar uma elevação nos movimentos laterais e protrusivos, de modo a que todos os dentes mandibulares, exceto as cúspides, sejam desocluídos nos movimentos protrusivos e laterais.

Indicações:

- Para manter ou estabilizar uma relação cêntrica antes do trabalho de restauração
- Bruxismo grave
- Traumatismo oclusal
- Função perturbada da ATM e do músculo
- Um meio de diagnóstico diferencial das DTM em relação a outras doenças com sintomas semelhantes.

As principais caraterísticas que distinguem a tala Michigan de outras talas de estabilização são

i. Sempre ajustado à relação cêntrica.

ii. Liberdade na zona cêntrica: 0,5-1,0 mm numa superfície plana.

iii. A elevação da cúspide começa a cerca de 1 mm da liberdade em cêntrica.

iv. Sem orientação incisal da oclusão cêntrica.

v. Permite que os côndilos procurem uma posição óptima.

vi. Pode ser utilizado por tempo indeterminado sem alteração das relações oclusais dos dentes.

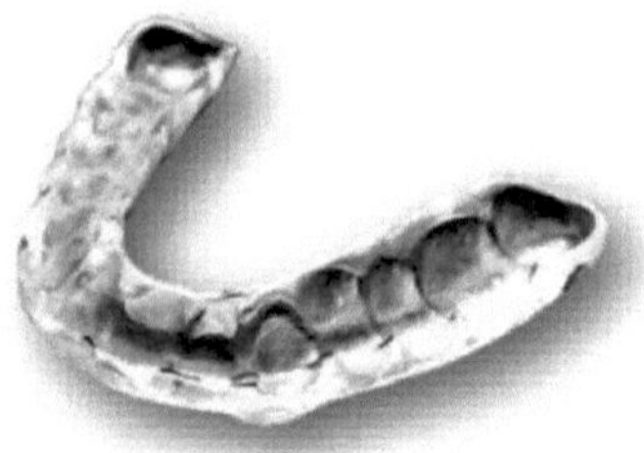

*

FIG 35: Tala Michigan

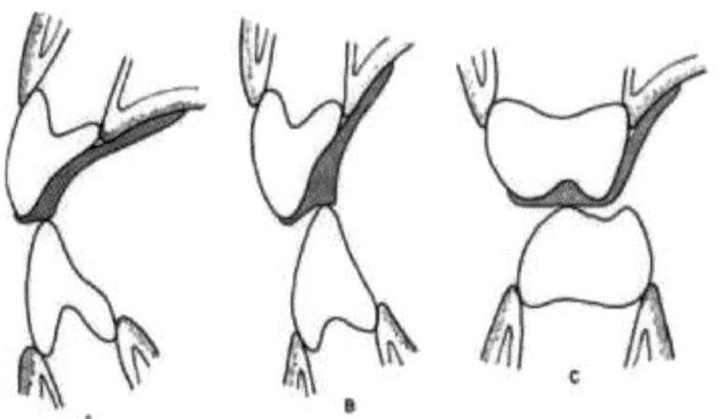

FIG 36: Tala de Michigan que simula contactos oclusais cêntricos, ou seja, em relação cêntrica ou em oclusão cêntrica da tala.

a. Contacto incisal apenas na área de liberdade em cêntrico, caso contrário a elevação da cúspide provoca desoclusão incisal.

b. Elevação da cúspide que provoca a desoclusão de todos os outros contactos oclusais para longe da área de liberdade em cêntrica.

c. Os contactos em molares e pré-molares ocorrem apenas nas cúspides vestibulares em liberdade-in-cêntrica.

A utilização da orientação canina na terapia de laterotrusão, que provoca a diminuição da atividade EMG dos músculos elevadores (principalmente o temporal) no lado mediotrusivo, é sugerida por Manns et al. [7]

- DESPROGRAMADORES CRANHAM

Ótimo para consultas de equilíbrio. O uso do aparelho pelo paciente na noite anterior e durante a consulta desprograma o paciente e, muitas vezes, pode acelerar a descoberta dos contactos nocivos iniciais. O aparelho é ajustado até que as interferências deflectoras sejam encontradas e aliviadas[122] .

Conceção:

- Placa de mordida palatina com elemento desoclusivo.
- Apenas contacto de centros opostos.
- Palato abobadado ou bons rebaixos linguais necessários para a retenção

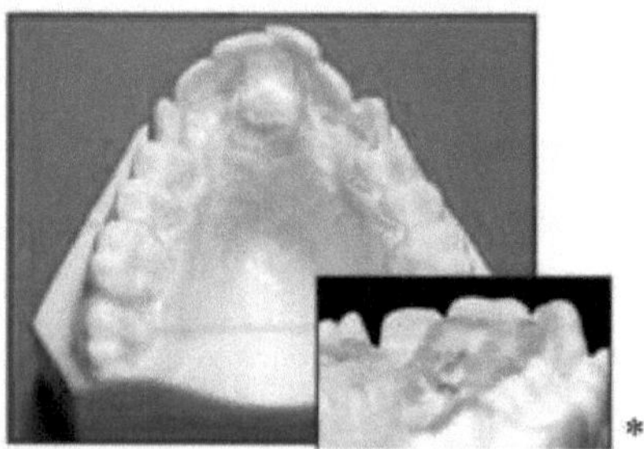

FIG 37: Desprogramador Cranham

- KOIS DEPROGRAMMER:

Semelhante ao desprogramador Cranham.

Conceção:

- Retentor de tipo envolvente com elemento desocultador.
- Apenas contacto de centros opostos.
- Ideal para casos de equilíbrio

- DAWSON B-SPLINT

Os apertadores geram ainda menos força do que com uma tala equilibrada. Também elimina a possibilidade de supra-erupção posterior[122].

Indicações:

- Esta tala é para utilização a longo prazo.
- Retenção e proteção nocturna para as pessoas com parafunção significativa.

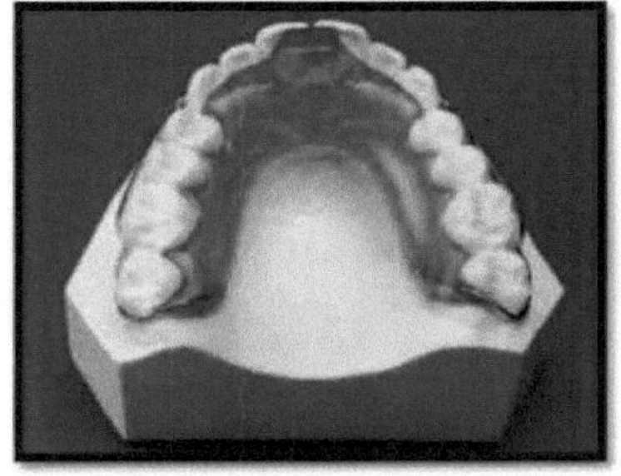

FIG. 38: DESPROGRAMADOR KOIS

Conceção:

■ Cobertura oclusal total tipo retentor invisível de 1,5 mm com elemento desoclusor.

■ Apenas contacto de centros opostos.

■ Suficientemente aberto para não interferir com o funcionamento

Opção de arco duplo da tala "B" (para pacientes que necessitam de uso prolongado):

■ Splint "B" maxilar usado em conjunto com o componente da arcada inferior ou;

■ Cobertura oclusal total do tipo retentor invisível mandibular de 1,5 mm ou;

■ Barra de corrediça plana cúspide a cúspide para que o elemento desoclusor superior funcione contra o componente mandibular.

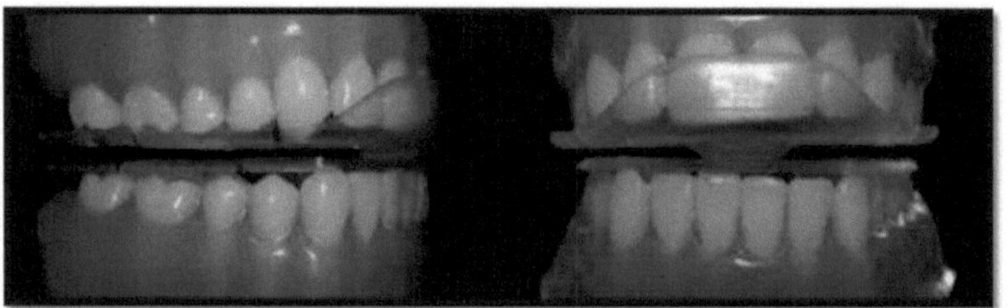
*

FIG 39: Placa B de Dawson

INIBIÇÃO-TENSÃO NOCICEPTIVA DO TRIGÉMEO SISTEMA DE SUPRESSÃO

O dispositivo de inibição nociceptiva do trigémeo (Nociceptive trigeminal inhibition-TSS) é um pequeno batente de mordida anterior pré-fabricado (FIG. 40) que cobre - na sua forma mais utilizada - os dois incisivos centrais superiores (ou inferiores) (FIG.41). O ajuste ao longo dos dentes é efectuado no lado da cadeira através do enchimento com um acrilato autopolimerizável ou um material termoplástico na base do dispositivo, que é subsequentemente adaptado ao longo dos incisivos centrais, aumentando assim a dimensão vertical entre o maxilar superior e inferior.

Os ajustes ao longo da superfície exterior do limitador de mordida são feitos pelo dentista para assegurar que, no fecho da mandíbula e durante os movimentos de excursão, os contactos dentários estejam presentes apenas entre o dispositivo intra-oral e as bordas incisais dos dentes antagonistas.

A maioria dos artigos tem relatado resultados positivos no tratamento de dores de cabeça ou faciais de longa duração. Este "aparelho de mordida anterior em miniatura" é normalmente usado durante a noite, embora sejam oferecidas duas variações do batente de mordida para uso diurno.

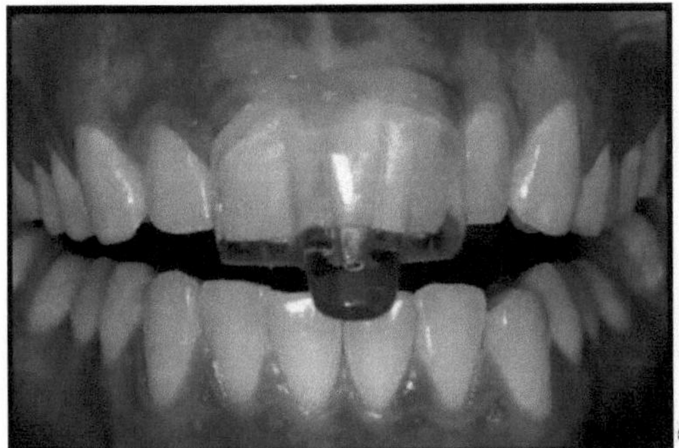
*

FIG. 40: Inibição nociceptiva do trigémeo - tala TSS

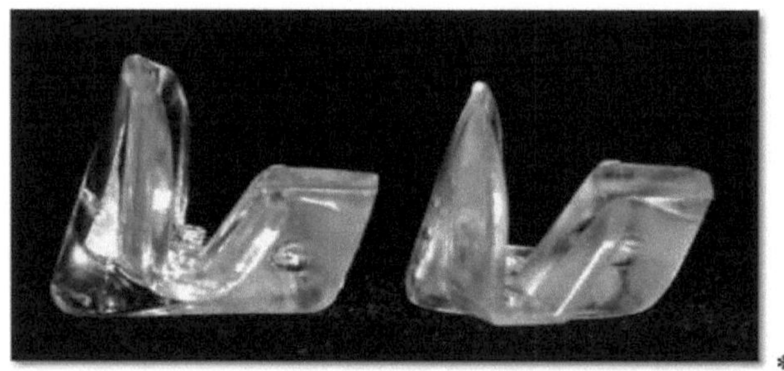

*

FIG. 41: Inibição nociceptiva do trigémeo - tala TSS

TALA ACRÍLICA HERBST[122]

O Herbst pode ser utilizado como um aparelho de reposicionamento anterior através do fabrico de talas acrílicas de arco completo ligadas pelo mecanismo Herbst. Este desenho mantém a mandíbula numa dimensão exacta A-P e vertical enquanto permite movimentos laterais e abertura vertical. A tala Herbst é facilmente ajustada na dimensão A-P para alterar a posição da mandíbula.

FIG 42: Herbst de tala acrílica

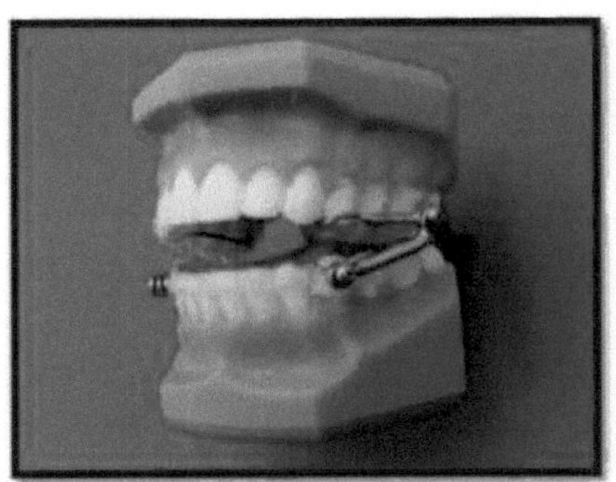

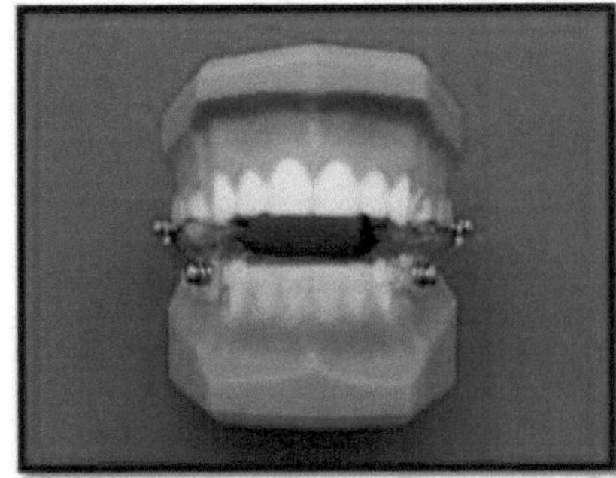

PONTO DO AVIÃO[122]

Esta tala também pode ser fabricada em qualquer arcada. Tem uma superfície oclusal plana e uniforme para o contacto com os dentes opostos (FIG. 43). Por razões estéticas, alguns pacientes podem preferir ter talas sem orientação de cúspide. Os contactos equilibrados com todas as cúspides de suporte opostas são obrigatórios, mas alguns clínicos acreditam que se obtêm melhores resultados se os contactos entre os incisivos e a tala forem muito leves ou mesmo removidos. Encontrar a melhor vertical através do ajuste de uma tala de mordida, antes de serem feitas grandes restaurações definitivas, pode facilitar significativamente o trabalho do dentista.

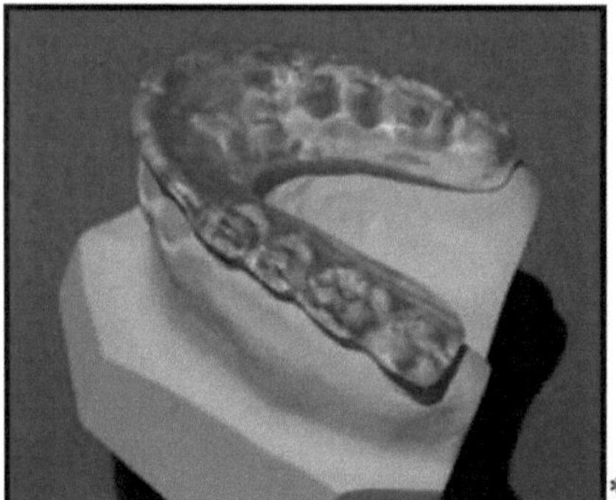
*

FIG. 43: Talas planas

MORDIDA SALPICADA
Esta tala tem um desenho semelhante à tala plana convencional, mas não se estende às superfícies faciais ou vestibulares dos dentes e cobre toda a área palatina. Por razões estéticas, pode ser preferida por alguns pacientes que precisam de usar a tala durante o dia, porque pode ser menos visível.

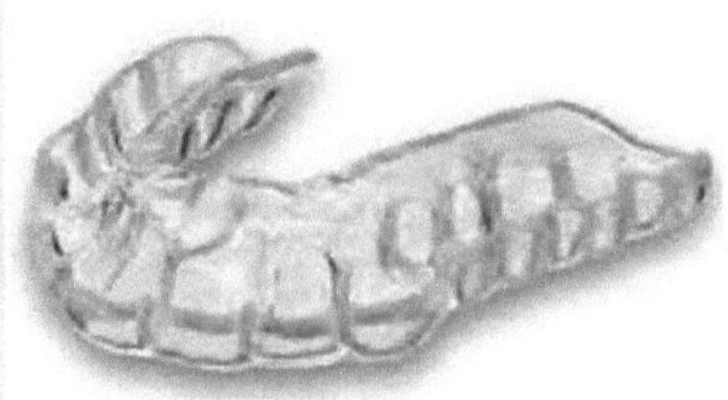

*

FIG 44: Tala de mordida

PLACA SVED

Apenas os dentes anteriores opostos entram em contacto com esta tala. É recomendada para pacientes com dores musculares agudas ou crónicas se a tala plana for ineficaz. A placa de Sved é normalmente colocada nos dentes superiores. Na maioria das vezes, é utilizada apenas à noite e não mais de 10 a 12 horas por dia. Existe o risco de intrusão dos dentes, o que deve ser explicado ao doente antes do parto. Como sempre, é importante efetuar controlos regulares.

Indicações:

- Tratamento de perturbações musculares relacionadas com a instabilidade ortopédica ou com uma alteração aguda da condição oclusal.
- A atividade parafuncional associada a contactos dentários posteriores desfavoráveis também pode ser tratada, mas apenas por períodos curtos.

Se o aparelho for usado continuamente durante várias semanas ou meses, é provável que os dentes mandibulares não opostos supra-irrompam. Quando isso ocorre e o aparelho é removido, o resultado é uma mordida aberta anterior. A terapia de plano de mordida anterior deve ser monitorada de perto e usada apenas por curtos períodos.

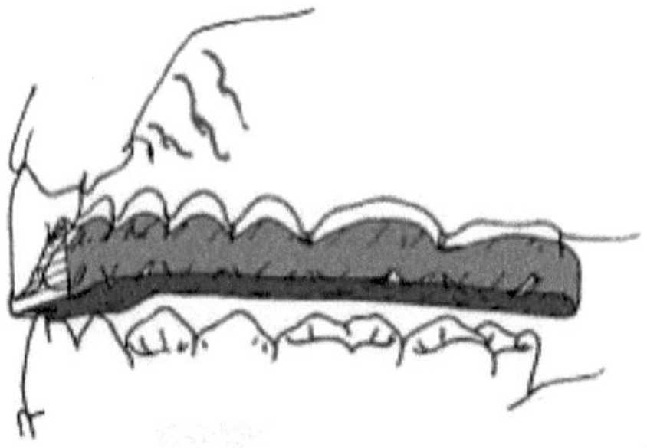

*

FIG 45: Placa de corte

GELB SPLINT

O aparelho Gelb é feito no maxilar inferior, cobrindo apenas os dentes pré-molares e molares (FIG. 46). É utilizado para corrigir o deslocamento mandibular, reduzir a disfunção da articulação temporomandibular e a dor oral/facial, e para proporcionar estabilidade oclusal com a dentição natural do paciente servindo como orientação anterior. Alguns dentistas receiam que esta tala possa causar a intrusão dos dentes posteriores. O criador afirma que o que parece ser uma intrusão é, na verdade, uma mudança postural devido a um desequilíbrio mandibular corrigido.

Indicações

- Perda grave da dimensão vertical
- Quando são necessárias grandes alterações no posicionamento anterior da mandíbula.

A maior preocupação com este aparelho é a potencial supraerupção dos dentes não opostos e a intrusão dos dentes ocluídos. O uso constante e a longo prazo é desaconselhado.

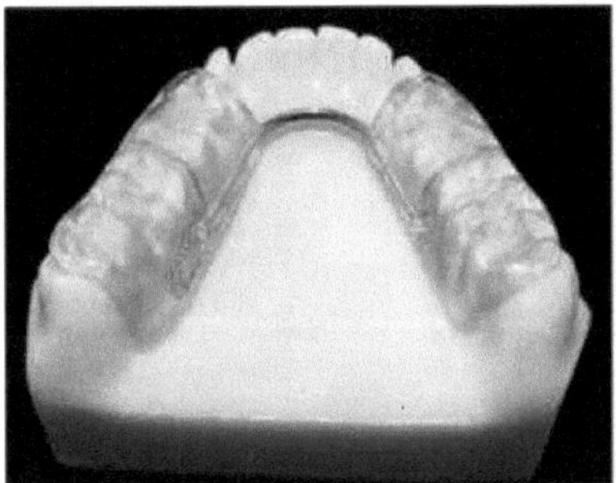

FIG 46: Tala de Gelb

TALA DE DESCOMPRESSÃO[124]

A tala de descompressão é utilizada para tratar as articulações temporomandibulares comprometidas posterior ou superiormente, nas quais uma constrição pronunciada da cápsula articular, dos músculos e dos ligamentos interfere com o alívio das estruturas articulares que, de outro modo, seria proporcionado pela oclusão. O seu desenho corresponde ao de uma tala de relaxamento com orientação anterior.

O alívio efetivo das estruturas articulares comprometidas é conseguido através de uma manipulação adequada (tração inferior, translação) para esticar a cápsula, os músculos e os ligamentos.

O objetivo da tala de descompressão é simplesmente manter a nova posição inferior ou anterior dos côndilos através de uma oclusão estável.

Após cada sessão de fisioterapia (inicialmente 2 a 3 vezes por semana), a oclusão máxima na tala é cuidadosamente testada com fita de articulação ou calço e ajustada conforme necessário, retirando ou adicionando resina acrílica. Para esta avaliação da oclusão cêntrica momentânea, o doente é sempre posicionado com a cabeça e o corpo na vertical. O tratamento é concluído quando a cápsula articular não pode ser mais mobilizada.

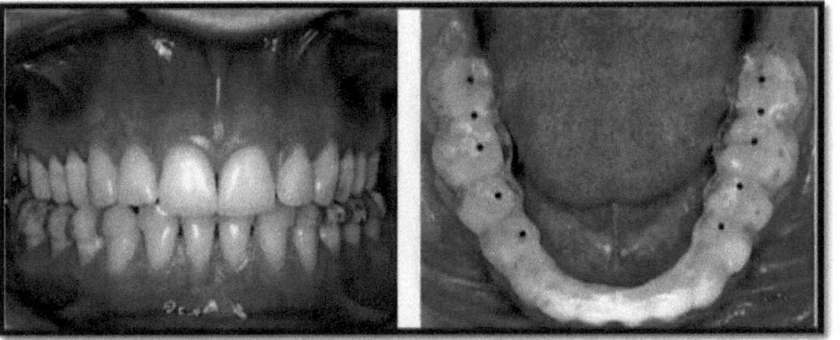

*

FIG 47: Inserção da tala de descompressão

Esquerda: A tala de descompressão é inserida na arcada dentária escolhida. Deve ser feita para se ajustar à relação cêntrica do maxilar existente no momento ("Momentary Centric").

direita: A superfície oclusal da tala de descompressão apresenta apenas ligeiras reentrâncias. Os contactos posteriores são exclusivamente contra as pontas das cúspides
funcionais
dos dentes opostos.

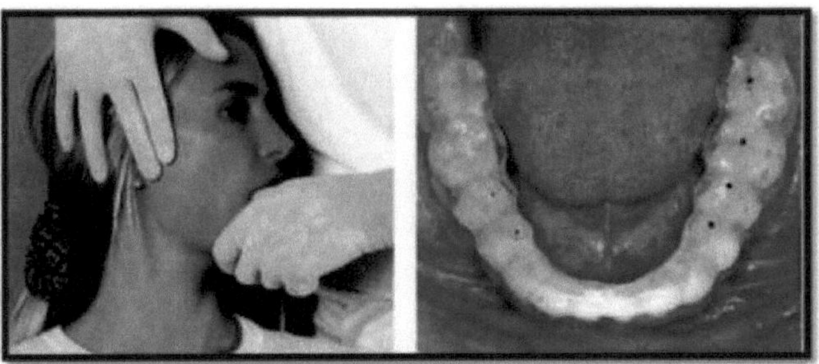

*

FIG 48: Mobilização da cápsula

Esquerda: Técnicas especiais de manipulação, como a tração inferior
aqui ilustrada
, podem ser utilizadas para soltar a cápsula articular fibrosada e, assim, criar as condições necessárias para aliviar as tensões nas estruturas articulares comprometidas.

direita: Devido ao reposicionamento inferior do côndilo que acompanha a mobilização bem sucedida da articulação temporomandibular, já não existe contacto dentário posterior nesse lado.

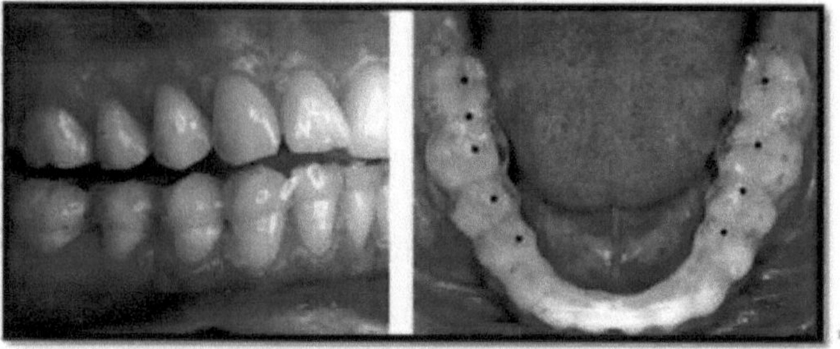

FIG 49: Ajuste da tala após a mobilização.

Esquerda: De preferência, as talas de descompressão devem ser feitas com orientação anterior ou,

pelo menos, canina.

Certo. O aparelho deve proporcionar o máximo de intercuspidação e a oclusão deve ser equilibrada imediatamente após a fisioterapia, adicionando ou removendo material para manter a descarga das estruturas articulares obtida através da manipulação.

TALA DE VERTICALIZAÇÃO[124]

O desenho básico de uma tala de verticalização é o mesmo que o de uma tala de relaxamento com oclusão posterior equilibrada. Ela é feita para criar um aumento calculado numa dimensão vertical presumivelmente inadequada e deve ser usada dia e noite. O objetivo de uma tala de Verticalização é testar a aceitação neuromuscular do aumento da dimensão vertical planeado antes de serem feitas quaisquer alterações permanentes na oclusão.

Se a "abertura da mordida" proposta pode ser realizada num passo ou em várias fases depende da distância inter-oclusal na posição de repouso assumida da mandíbula. Quando ocorreu abrasão extensa, uma distância interoclusal de 3-4 mm indica que ocorreu uma adaptação muscular a uma dimensão vertical reduzida. Para não exceder a capacidade de adaptação dos nervos e dos músculos, é aconselhável aumentar a dimensão vertical até ao valor desejado em dois ou três passos mais pequenos, complementando o tratamento com alongamentos musculares estáticos e dinâmicos. A ausência de desconforto e uma nova posição de repouso mandibular significam a adaptação neuromuscular à dimensão vertical alterada.

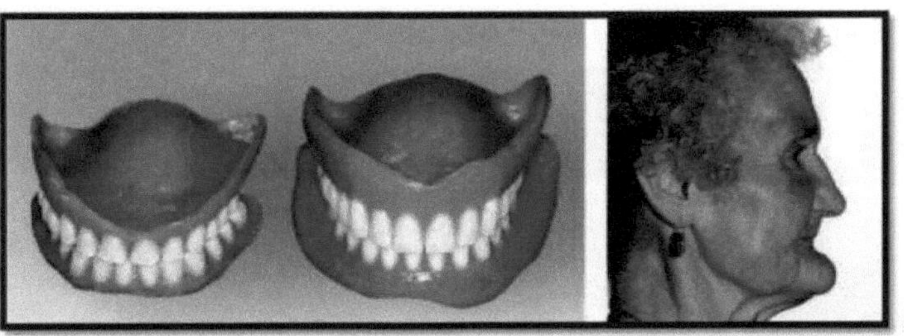

*

FIG 50: Dimensão vertical reduzida num paciente edêntulo.

Esquerda: A capacidade de um doente se adaptar a uma nova prótese dentária diminui com a idade. Por esta razão, deve-se ter cuidado ao fazer alterações permanentes em próteses antigas, mesmo que estas sejam deficientes. Regra geral, é preferível efetuar alterações e modificações em próteses duplicadas.

direita: Perda pronunciada da dimensão vertical com apoio labial inadequado.

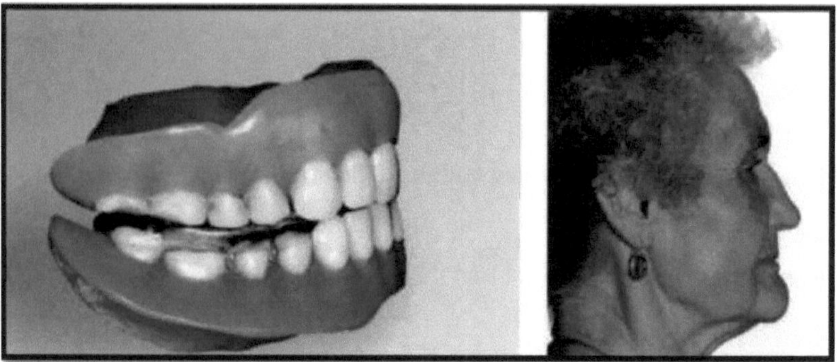

***FIG. 51: Tala de verticalização com próteses completas.**

Esquerda: Uma alternativa à construção de novas próteses é a colocação de uma tala de verticalização
amovível. Isto permite uma modificação progressiva das
progressiva das relações da mandíbula, sem alterações irreversíveis, nas antigas próteses completas a que
o paciente está habituado.

À direita: O mesmo paciente após a correção da dimensão vertical. A nova dimensão vertical foi determinada clinicamente e testada quanto à aceitação do paciente por meio de uma tala de verticalização.

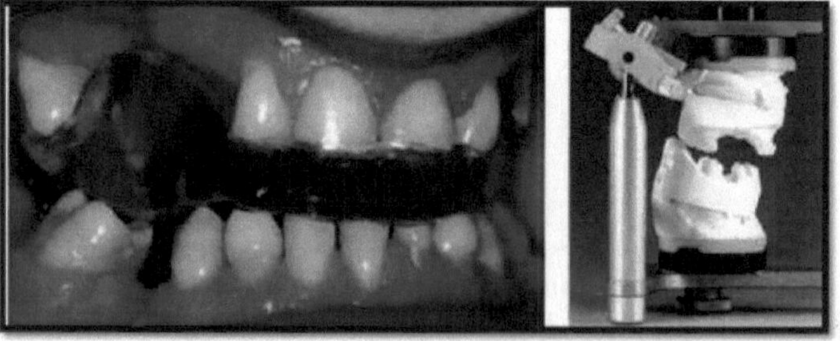

*

FIG 52: Verticalização como um passo pré-protético para um paciente com poucos dentes.

Neste caso, como havia uma grande distância interoclusal de 14 mm, foi
possível aumentar a dimensão vertical inicialmente em 12 mm sem
afetar a posição de repouso mandibular.

À direita: Os moldes montados na dimensão vertical definitiva e verificada
documentam a extensão da "elevação da mordida".

Também conhecida como tala de pivô, foi introduzida por Krogh-Poulsen há cerca de 40 anos e era suposto ser útil em doentes com deslocação do disco. O efeito proposto é que os côndilos são puxados para baixo quando se aperta o pivô, aliviando assim a carga traumática e dando liberdade ao disco para reassumir uma posição normal. Atualmente, raramente é utilizada porque a maioria dos doentes a considera desconfortável. A tala de distração, utilizada por Pedersen et al[120] para obter um efeito semelhante, foi experimentada com sucesso para reduzir o efeito destrutivo da artrite reumatoide juvenil nas estruturas internas da articulação temporomandibular.

Indicações

- Descarregar a superfície articular da articulação devido à diminuição da pressão interarticular.
- Tratamento dos ruídos articulares.
- Para o tratamento dos sintomas ligados às doenças degenerativas das articulações.

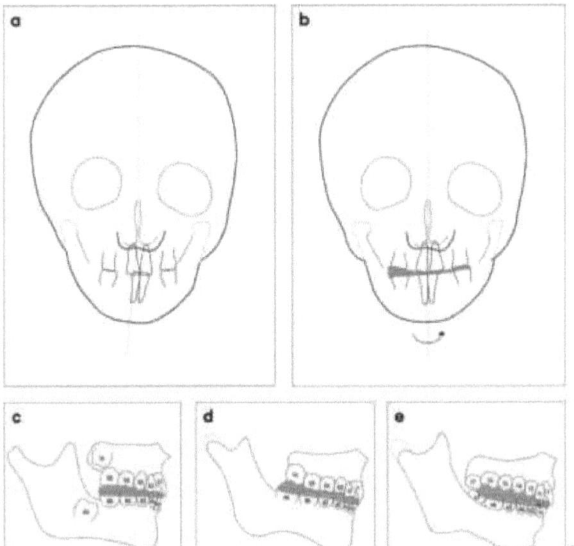

FIG 53: Modo de ação da tala de distração.

(a) Vista frontal de um doente com artrite idiopática juvenil com mandíbula claramente assimétrica devido a artrite da ATM direita, ilustrada pela linha vertical. O *eixo z* é perpendicular à linha vertical.

(b) Vista frontal após a colocação da tala de distração. O desenvolvimento vertical condilar, ramal e dentoalveolar normaliza-se e a assimetria facial frontal é reduzida, como ilustrado pela linha vertical.

(c e d) Efeito dentoalveolar da tala: a erupção do primeiro molar inferior é impedida pela tala, que deixa espaço para a erupção do primeiro molar superior. O ajuste da tala acrílica e a prevenção da erupção do primeiro molar inferior permite o controlo do desenvolvimento dentoalveolar superior. Os dentes são ilustrados com a sua notação FDI da Federação Dentária Mundial.

(e) Mais tarde, é permitida a erupção do segundo molar superior em oclusão a partir do maxilar. Posteriormente, a tala é ajustada para guiar os dentes restantes para a oclusão. Esta abordagem optimiza o desenvolvimento dentoalveolar e evita o colapso oclusal no lado afetado - ambos os aspectos são cruciais para um padrão de crescimento condilar ótimo, indicado pelas linhas a tracejado.

TALA MACIA OU RESILIENTE

A tala mole é um aparelho fabricado com material resiliente e normalmente adaptado aos dentes superiores. Os objectivos do tratamento são conseguir um contacto uniforme e simultâneo com os dentes opostos. É rápido de fabricar e pode ser utilizado como "tratamento de emergência" para um paciente que apresente uma DTM aguda. O único registo necessário é uma impressão superior em alginato. Estes aparelhos são geralmente usados apenas à noite e, se forem bem sucedidos, produzirão um alívio sintomático no prazo de 6 semanas. Devem ser substituídos ao fim de 4 a 6 meses, uma vez que perdem a sua resistência com o passar do tempo. O aparelho é geralmente feito de uma folha de polivinil de 2 a 4 mm. Se for necessária uma tala mais fina, o laboratório pode ser instruído para sobreaquecer o material antes da moldagem a vácuo e se for necessária uma tala mais espessa (para pacientes com uma mordida aberta anterior), podem ser adicionadas camadas em determinadas áreas (ou seja, anteriormente) para garantir um contacto oclusal uniforme.

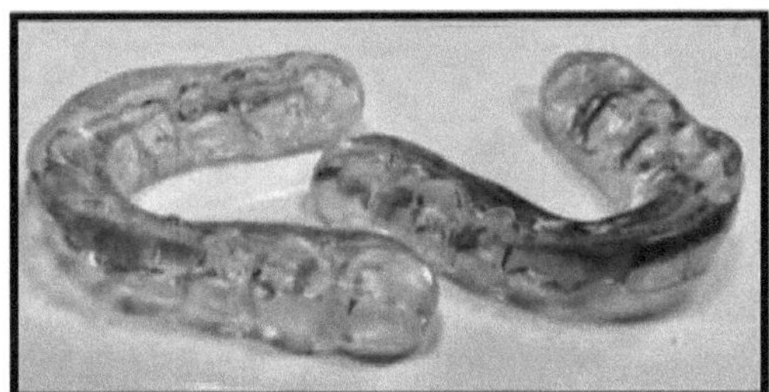

FIG 54: Talas macias

AQUALIZADOR™

A utilização do Aqualizer™ está indicada para dores na ATM, dores de cabeça, dores e rigidez no pescoço e nos ombros, dores musculares provocadas pela ortodontia durante o tratamento, diagnósticos diferenciais pré-cirúrgicos, dores pós-cirúrgicas e inflamação[93] .

O Aqualizer™ tem uma camada de fluido flexível que equaliza todas as forças de mordida, evitando o contacto dente a dente. O Aqualizer™ tem um sistema de água único que optimiza imediatamente a biomecânica, suporta a mandíbula numa posição confortável, remove os dentes da dominância, colocando a mordida e o corpo em harmonia, endireita a mordida para maximizar outras estruturas, permite a função sistémica e o equilíbrio, permite que o corpo se equilibre naturalmente, encontra o equilíbrio oclusal perfeito após o início imediato do tratamento.

Os aqualizadores estão disponíveis em três dimensões verticais diferentes:

- Baixo,
- Médio, e
- Elevado.

A quantidade de fluido no Aqualizer™ controla a dimensão vertical (espessura). Os aqualizadores de volume médio são utilizados na maioria dos casos. Os aqualizadores de baixo volume são indicados nos pacientes com espaço livre inadequado ou nos pacientes sensíveis a qualquer coisa na boca. Os aqualizadores de alto volume são utilizados quando um paciente tem um espaço livre excessivo ou necessita de uma maior dimensão vertical para preencher o espaço entre as superfícies oclusais superior e inferior.

Seleção do modelo Aqualizer™

O Aqualizer™ está disponível em dois modelos básicos que são o Ultra e o Mini.

A ultra é uma nova versão melhorada, concebida para aumentar o conforto gengival e melhorar a retenção. É utilizada para bocas de tamanho médio.

O Mini é o novo ultra-shape melhorado com almofadas mais pequenas e tamanho de arco. É utilizado para crianças e bocas pequenas de adultos.

Procedimento

- Instruir o doente para não tomar medicamentos para as dores nos maxilares no dia da consulta.
- Excluir patologia orgânica e confirmar o suporte oclusal posterior adequado.
- Retirar Aqualizer™ da embalagem e introduzi-lo na boca. Não é necessária qualquer preparação da tala de mordida.
- Instruir o doente para manter as almofadas de fluido entre os dentes posteriores. O doente deve relaxar e apoiar os dentes contra as almofadas de fluido enquanto engole. Não é desejável cerrar os dentes.
- Pedir ao doente para estar atento a qualquer alteração de sensibilidade em qualquer parte da cabeça, pescoço, ombros e parte superior das costas.
- Monitorizar os sintomas do doente a cada 5-10min durante 30- 40min. O alívio da dor confirma o diagnóstico. O alívio da dor ocorre geralmente dentro de 5-10min após a inserção do Aqualizer™, particularmente na sofredor episódico.
- Instruir o doente para usar o Aqualizer™ continuamente durante as 48 horas seguintes, exceto quando comer ou escovar os dentes. No final deste período, volte a examinar o doente.
- Se o bruxismo do paciente melhorar após a utilização da tala de mordida, está indicado o tratamento oclusal.
- Se os sintomas do paciente não melhorarem significativamente, o mais provável é que não sejam de origem oclusal e que o tratamento oclusal por si só não seja bem sucedido. Os pacientes não devem exceder 8 horas de utilização do Aqualizer™ num período de 24 horas.

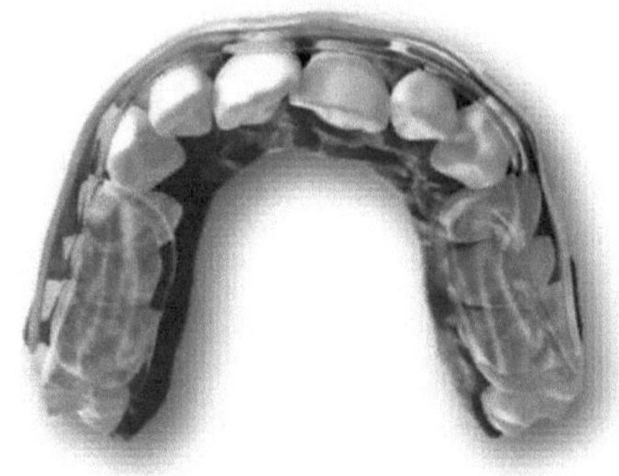

FIG55: Tala Aqualizer.

Em suma, o Aqualizer induz o relaxamento muscular e estabelece uma função sistémica óptima sem qualquer alteração irreversível da estrutura e da posição dos maxilares ou dos dentes. [93]

CONCLUSÃO

As disfunções temporomandibulares (DTMs) são uma das causas mais comuns de dor facial após a origem odontogénica. As desordens temporomandibulares (DTM) são de etiologia multifatorial e caracterizam-se por uma multiplicidade de sinais e sintomas clínicos, tornando o seu diagnóstico e tratamento muito difíceis para o clínico. As DTMs devem ser consideradas no diagnóstico diferencial de cefaleias e dores orofaciais na ausência de uma causa orgânica específica atribuível.

Os métodos não invasivos são preferidos no tratamento das DTM. Estes incluem tratamento oclusal, comportamental, físico e farmacológico.

Os médicos e os dentistas devem considerar as perturbações da articulação temporomandibular como uma causa possível no diagnóstico da dor orofacial, incluindo dores de cabeça, dores nos ombros e no pescoço, vertigens e dores associadas, visão turva, perturbações da audição, náuseas, vómitos e perturbações da concentração, na ausência de qualquer causa específica, atribuível ou orgânica.

Enquanto a dor orofacial e a cefaleia secundárias à função muscular dos maxilares e às estruturas dentárias devem ser tratadas idealmente por dentistas, a dor na região da cabeça e do pescoço não relacionada com estas estruturas deve ser encaminhada para um médico especialista adequado para tratamento.

O tratamento das perturbações relacionadas com a oclusão é muitas vezes um desafio tanto para o dentista como para o doente. Estas perturbações são muitas vezes difíceis de diagnosticar, uma vez que os sintomas apresentados podem ser variáveis.

Uma vez identificada a causa dos distúrbios relacionados com a oclusão, esta terapia reversível e não invasiva fornece informações de diagnóstico e alívio sem os problemas que frequentemente acompanham outras abordagens de tratamento, ou seja, cirurgia e terapia medicamentosa prolongada.

A conceção e a função das talas oclusais podem ser consideradas um exemplo da arte e da ciência da medicina dentária. As talas oclusais podem ser macias ou duras e podem ser fabricadas com cobertura total ou parcial dos dentes. Algumas talas são concebidas com o objetivo de reposicionar a mandíbula numa nova relação maxilomandibular (talas de reposicionamento). Os aparelhos macios são provavelmente tão eficazes como as talas rígidas no tratamento das MMP, mas são difíceis de ajustar e reparar. Os aparelhos de reposicionamento têm sido amplamente utilizados para tratar desarranjos internos (ID) da ATM e têm como objetivo "recapturar" o disco.

Embora estes aparelhos possam capturar com sucesso os discos em DI com redução a curto prazo, não o conseguem fazer de todo em DI sem redução ou osteoartrite. Além disso, a estabilidade a longo prazo de um tratamento bem sucedido não é normalmente boa e os estalidos ou as posições anormais dos discos tendem a recorrer.

Os aparelhos de reposicionamento não apresentam benefícios significativos em relação aos aparelhos de estabilização no tratamento dos sons da ATM. Para além disso, os splints de reposicionamento podem induzir alterações oclusais irreversíveis, pelo que não são recomendados.

No tratamento das perturbações da ATM, são por vezes construídas talas para reduzir a carga sobre a ATM, proporcionando contactos oclusais apenas na região posterior.

As talas oclusais planas (talas de relaxamento ou estabilização) são muito utilizadas e proporcionam contactos oclusais uniformes; podem ser fabricadas para o maxilar superior ou inferior.

As talas de estabilização são eficazes no tratamento da artralgia da ATM. Parece não haver diferença no efeito entre as talas planas e as talas concebidas para fornecer orientação canina em excursões laterais na mandíbula.

Os splints de cobertura parcial têm o potencial inerente de causar alterações oclusais permanentes e a falta de evidência de qualquer vantagem sobre os splints planos. Para evitar alterações oclusais, todos os pacientes com qualquer aparelho devem ser instruídos a não usá-lo o tempo todo. Além disso, os aparelhos devem ser verificados regularmente e reparados, se necessário. Temos visto casos em que a tala fracturou na área dos últimos molares (a parte mais fina) e permitiu a sobre-erupção selectiva destes dentes, causando assim uma mordida aberta anterior.

As meta-análises demonstram consistentemente o benefício das talas orais nas DTMs em geral. A revisão meta-analítica mais recente conclui que "a terapia com talas de estabilização pode ser benéfica para reduzir a gravidade da dor em repouso e à palpação

e a depressão, quando comparada com a ausência de tratamento".
Foram observados efeitos de talas não oclusivas na dor e estalido da ATM[85] . A presença de dor generalizada reduz a eficácia das talas orais e sugere que estas devem ser prescritas apenas a doentes com dor facial miofascial regional.
A taxa de sucesso relativamente boa e a natureza altamente conservadora das talas explica a sua utilização extensiva. Podem ser utilizadas em conjunto com os autocuidados. As estratégias de autocuidado incluem o relaxamento da mandíbula, a redução da parafunção, bolsas térmicas, fisioterapia, redução do stress e a utilização de AINEs.
O modo de ação exato das talas não está comprovado. Os splints podem reduzir o bruxismo do sono. Atualmente, considera-se que as talas actuam através de mecanismos não específicos que envolvem provavelmente propriedades modificadoras do comportamento.
Cada paciente representa um desafio. Cada plano de tratamento é igual aos outros e, ao mesmo tempo, diferente de todos os outros. Apesar da prescrição quase universal de talas orais no tratamento das disfunções da articulação temporomandibular ou do bruxismo, a qualidade da evidência que suporta os mecanismos de ação sugeridos para a sua presumível eficácia é ainda questionável. Este facto não é surpreendente, uma vez que a sua eficácia em si continua por estabelecer, e o racional subjacente a cada um dos mecanismos propostos é baseado em etiologias hipotéticas não fundamentadas. Embora a perspetiva de curar as disfunções da articulação temporomandibular e/ou o bruxismo, ou de tentar eliminar a sua causa desconhecida, continue a ser uma expetativa irrealista, pode argumentar-se que a melhoria da perceção de bem-estar do paciente, ou a alteração de hábitos nocivos através da aplicação judiciosa de uma estratégia de gestão não invasiva e económica (como a utilização de talas estabilizadoras), pode representar uma alternativa aceitável.
Esta estratégia também pode ser justificável à luz da evidência que mostra que as perturbações dolorosas da articulação temporomandibular podem afetar significativamente a qualidade de vida do doente e causar um sofrimento psicológico

substancial.

Em suma, é fundamental identificar a causa da dor orofacial e efetuar um diagnóstico diferencial adequado e ter em conta que as talas orais não curam, mas podem contribuir para o bem-estar do doente, tal como as muletas, que são úteis como "auxiliar de cura" inespecífico durante a fase de reabilitação ortopédica de um doente, mas que não são consideradas como uma modalidade de tratamento primária ou definitiva até que a causa primária seja identificada e tratada.

BIBLIOGRAFIA

1. Jeffrey p. Okeson, management of temporomandibular disorders and oclusion, 6ª edição

2. Dawson pe: avaliação, diagnóstico e tratamento de problemas oclusais. St. Louis: cvmosby co. 1974.

3. Covey en: a tala interdental. Richmond med j 1866; 1:81.

4. Glenn T. Clark et al. Tratamento do estalido da mandíbula com reposicionamento temporomandibular: Análise de 25 casos. Journal of Craniomandibular Practice, Volume 2, 1984 - Edição 3.

5. Lundh H et al. Tala de reposicionamento anterior no tratamento das articulações temporomandibulares com estalidos recíprocos: comparação com uma tala oclusal plana e um grupo de controlo não tratado. Oral 1985 Aug; 60(2):131-6.

6. Anderson GC et al. Estudo comparativo de dois métodos de tratamento para o desarranjo interno da articulação temporomandibular. J Prosthet Dent. 1985 Mar;53(3):392-7.

7. Manns A et al. Influência da função de grupo e da orientação do canino na atividade electromiográfica dos músculos elevadores. J Prosthet Dent. 1987 Abr; 57(4):494-501.

8. Stanley J. Nelson e Major M. Ash Jr. Uma avaliação de uma almofada de aquecimento húmida para o tratamento da disfunção da dor muscular/da ATM. CRANIO® Vol. 6, Iss. 4,1988

9. Lundh H et al.Disk-repositioning onlays no tratamento da deslocação do disco da articulação temporomandibular: comparação com uma tala oclusal plana e sem tratamento. Oral Surg Oral Med Oral Pathol. 1988 Aug;66(2):155-62.

10. Tallents RH et al. Utilização de terapia de tala protrusiva na deslocação anterior do disco da articulação temporomandibular: um acompanhamento de 1 a 3 anos. J Prosthet Dent. 1990 Mar;63(3):336-41.

11. Carlson N et al. Comparação da atividade muscular entre talas convencionais e neuromusculares. J Prosthet Dent. 1993 Jul;70(1):39-43.

12. Chen CW et al. Efeitos da terapia com talas na disfunção da ATM: um estudo

usando ressonância magnética. Aust Dent J. 1995 Apr; 40(2):71-8.

13. Linde C et al. Resultado de um tratamento de 6 semanas com estimulação eléctrica nervosa transcutânea em comparação com uma tala na deslocação sintomática do disco da articulação temporomandibular sem redução. ActaOdontol Scand. 1995 Abr; 53(2):92-8.

14. Sato S. et al. Tratamento da deslocação não redutora do disco da articulação temporomandibular. Avaliação de três tratamentos. Oral Surg Oral Med Oral Pathol Oral RadiolEndod. 1995 Oct;80(4):384-8.

15. Pettengill CA et al. Um estudo piloto que compara a eficácia de aparelhos estabilizadores duros e moles no tratamento de pacientes com desordens temporomandibulares. J Prosthet Dent. 1998 Feb;79(2):165-8.

16. Yap AU et al. Efeitos dos aparelhos de estabilização nas actividades parafuncionais nocturnas em pacientes com e sem sinais de desordens temporomandibulares. J Oral Rehabil. 1998 Jan;25(1):64-8.

17. Ekberg EC et al. Terapia com aparelhos oclusais em pacientes com desordens temporomandibulares. Um estudo controlado em dupla ocultação numa perspetiva de curto prazo. ActaOdontol Scand. 1998 Abr;56(2):122-8.

18. al-Quran FA et al. The immediate effect of hard and soft splints on the EMG activity of the masseter and temporalis muscles. J Oral Rehabil. 1999 Jul;26(7):559-63.

19. Forssell H et al. Tratamentos oclusais em distúrbios temporomandibulares: uma revisão sistemática qualitativa de ensaios clínicos aleatórios. Pain. 1999 Dec;83(3):549-60.

20. Kuboki T et al. Efeito dos aparelhos oclusais e do apertamento no espaço interno da ATM. J Orofac Pain. 1999 Winter;13(1):38-48.

21. Magnusson T et al. Exercícios terapêuticos dos maxilares e terapia com aparelhos interoclusais. Uma comparação entre dois tratamentos comuns de desordens temporomandibulares. Swed Dent J. 1999;23(1):27-37.

22. Gokalp H et al. Alterações na posição do disco e do côndilo da articulação temporomandibular após a terapia com aparelhos de reposicionamento do disco: um

exame funcional e um estudo de ressonância magnética. Angle Orthod. 2000 Oct;70(5):400-8.

23. Magnusson T, Egermark I, Carlsson GE. Um estudo epidemiológico longitudinal de sinais e sintomas de desordens temporomandibulares dos 15 aos 35 anos de idade. J Orofac Pain. 2000 Fall;14(4):310-9.

24. Minakuchi H et al. Avaliação controlada e aleatória de tratamentos não cirúrgicos para a deslocação anterior do disco da articulação temporomandibular sem redução. J Dent Res. 2001 Mar;80(3):924-8.

25. Kurita H et al.Um estudo dos factores para o sucesso da captura do disco da articulação temporomandibular deslocado anteriormente com um aparelho de reposicionamento do disco. J Oral Rehabil. 2001 Jul;28(7):651-7.

26. Kreiner M et al. Aparelhos de estabilização oclusal. Evidência da sua eficácia. J Am Dent Assoc. 2001 Jun;132(6):770-7.

27. Yuasa H et al. Ensaio clínico aleatório de tratamento primário para a deslocação do disco da articulação temporomandibular sem redução e sem alterações ósseas: uma combinação de AINEs e exercício de abertura da boca versus nenhum tratamento. Oral Surg Oral Med Oral Pathol Oral RadiolEndod. 2001 Jun;91(6):671-5.

28. Ferrario VF et al. Efeito imediato de uma tala de estabilização na atividade dos músculos mastigatórios em pacientes com desordem temporomandibular. J Oral Rehabil. 2002 Sep;29(9):810-5.

29. Stiesch-Scholz M et al. O início precoce da terapia com talas melhora o resultado do tratamento em pacientes com deslocação do disco da articulação temporomandibular sem redução. Clin Oral Investig. 2002 Jun;6(2):119-23.

30. Ekberg E et al. A eficácia da terapia com aparelhos em pacientes com desordens temporomandibulares de origem principalmente miógena. Um estudo randomizado, controlado e de curto prazo. J Orofac Pain. 2003 primavera; 17(2):133-9.

31. Hiyama S et al. Efeito da primeira noite de uso do aparelho interoclusal na atividade noturna dos músculos mastigatórios. J Oral Rehabil. 2003 Feb;30(2): 139-45.

32. Roark AL et al. Effects of interocclusal appliances on EMG activity during

parafunctional tooth contact (Efeitos dos aparelhos interoclusais na atividade EMG durante o contacto dentário parafuncional). J Oral Rehabil. 2003 Jun;30(6):573-7.

33. Koh H et al. Ajuste oclusal para tratamento e prevenção de distúrbios da articulação temporomandibular. Cochrane Database Syst rev. 2003;(1):CD003812.

34. Wahlund K et al. Treatment of temporomandibular disorders among adolescents: a comparison between occlusal appliance, relaxation training, and brief information. ActaOdontol Scand. 2003 Aug;61(4):203-11.

35. Tecco S et al. Tratamento da dor e ruídos articulares associados a um desarranjo interno recente da ATM: uma comparação entre uma tala de reposicionamento anterior, uma tala de estabilização maxilar de arcada completa e um grupo de controlo não tratado. Cranio. 2004 Jul;22(3):209-19

36. Türp JC et al. Eficácia das talas de estabilização para o tratamento de pacientes com dores nos músculos mastigatórios: uma revisão sistemática qualitativa. Clin Oral Investig. 2004 Dec;8(4):179-95. Epub 2004 Jun 4.

37. Forssell H et al. Aplicação dos princípios da medicina baseada na evidência ao tratamento oclusal das disfunções temporomandibulares: há lições a aprender? J Orofac Pain. 2004 Winter;18(1):9-22; discussão 23-32.

38. Ekberg E et al. Resultado do tratamento de terapia com aparelhos em pacientes com desordem temporomandibular com dor miofascial após 6 e 12 meses. ActaOdontol Scand. 2004 Dec;62(6):343-9.

39. Magnusson T et al. Efeito do tratamento nos sinais e sintomas de desordens temporomandibulares - comparação entre a tala de estabilização e um novo tipo de tala (NTI). Um estudo piloto. Swed Dent J. 2004;28(1):11-20.

40. Torii K et al. Relação entre a posição oclusal habitual e a posição oclusal induzida pelo plano de mordida plano em voluntários com e sem sons da articulação temporomandibular. Cranio. 2005 Jan;23(1):16-21.

41. JokstadA et al. Comparação clínica entre dois modelos diferentes de talas para a terapia da desordem temporomandibular. ActaOdontol Scand. 2005 Aug;63(4):218-26.

42. Al Quran FA et al. Dispositivo de paragem da linha média anterior (AMPS) no tratamento de DTMs miogénicas: comparação com a tala de estabilização e o grupo de controlo. Oral Surg Oral Med Oral Pathol Oral RadiolEndod. 2006.

43. Wassell RW et al. The treatment of temporomandibular disorders with stabilizing splints in general dental practice: one-year follow-up.J Am Dent Assoc. 2006 Aug;137(8):1089-98; quiz 1168-9.

44. Nilner M et al. Eficácia a curto prazo de um aparelho oclusal pré-fabricado em pacientes com dor miofascial.J Orofac Pain. 2008 Summer;22(3):209-18.

45. Edward F. Wright et al. Gestão e Tratamento das Desordens Temporomandibulares: Uma Perspetiva Clínica. J Man ManipTher. 2009; 17(4): 247-254.

46. Klasser GD et al. Aparelhos orais no tratamento de desordens temporomandibulares. Oral Radiol. 2009 Feb;107(2):212-23. doi: 10.1016/j.tripleo.2008.10.007.

47. Rajendra.G et al. Distúrbios da ATM e terapia de esplintagem oclusal - uma revisão. Revista internacional de clínicas dentárias volume 2 edição 2 abril-junho 2010

48. Ommerborn MA et al. Um inquérito a dentistas alemães sobre a gestão de distúrbios craniomandibulares. Clin Oral Investig. 2010 Apr;14(2):137-44. doi: 10.1007/s00784-009-0282-4. Epub 2009 May 14.

49. Conti PC et al. Mudanças comportamentais e splints oclusais são eficazes no tratamento da dor miofascial mastigatória: uma avaliação a curto prazo. J Oral Rehabil. 2012 Oct;39(10):754-60.

50. Wieckiewicz M et al. Conceitos relatados para as modalidades de tratamento e gestão da dor das desordens temporomandibulares. J Headache Pain. 2015;16:106.

51. Alajbeg I et al. O papel da tala de estabilização no tratamento de desordens temporomandibulares. Ata Med Croatica. 2015 Mar;69(1):33-43.

52. Molina-Torres G et al. Laser Therapy and Occlusal Stabilization Splint for Temporomandibular Disorders in Patients With Fibromyalgia Syndrome: A Randomized, Clinical Trial. AlternTher Health Med. 2016 Sep;22(5):23-31.

53. Giannakopoulos NN et al. Comparação de três opções diferentes para o

tratamento imediato de desordens temporomandibulares dolorosas: um ensaio piloto aleatório e controlado. ActaOdontol Scand. 2016 Aug;74(6):480-6.

54. Bader k alzarea, temporomandibular disorders (tmd)in edentulous patients: a review andproposed classification(dr. Bader's classification). ; journal of clinical and diagnostic research. 2015 abr, vol-9(4): ze06-ze09

55. Romm s: thomasbrian gunning e a sua tala. Plast and reconstrutsurg 1986; 18(2):252-258.

56. Farrar in: irregularidades dos dentes e sua correção. Dental cosmos 1888.

57. Karolyi m: Piorréia alveolar. Oesterreichungarischevieteljahrs-schrift fur zahnheilkunde 1901; 17:273.

58. Hawley ca: um retentor de remoção. Internat j orthodon 1919; 5:291.

59. Monsongs: função prejudicada como resultado de uma mordida fechada. Nat dent ass j 1921; 8:833.

60. Goodfrienddj: sintomatologia e tratamento das anomalias da articulação mandibular. Dent cosmos 1933; 75:844-852, 1106-1111.

61. Costenjb: uma síndrome de sintomas do ouvido e dos seios nasais dependentes da função da articulação temporomandibular. Ann otolrhinollaryngol 1934; 43:1-15.

62. Block ls: diagnóstico e tratamento dos distúrbios da articulação temporomandibular especialmente em relação à dimensão vertical. Jada 1947; 34(2):253-260.

63. Matthewsea: tratamento para o hábito de ranger os dentes. Dent record 1942; 62:154-155.

64. Ingersoll wb, kerenseg: um tratamento para o trauma oclusal excessivo do bruxismo. Jada 1952; 44:22-27.

65. Moore ds: bruxismo, diagnóstico e tratamento. J periodont 1956; 27:281.

66. Shanahan tej, leff a: bruxismo e cerramento, tratamento oclusal. Ny dent j 1961; 27:401-403.

67. Posselt u, wolffib: tratamento do bruxismo com protectores e planos de mordida. Can dent assoc 1963; 29:733.

68. Ramfjord sr, ash mm: oclusão. 3ª ed.. Philadelphia: wbsaunders co. 1971.

69. Throppde: um aparelho para ser usado durante a noite para o ranger de dentes pesado. Dent tech 1975; 28:144-145.

70. Manns a, miralles r, e guerrero f. As alterações na atividade eléctrica dos músculos posturais da mandíbula ao variar a dimensão vertical. J prosthet dent 1981;45:438-45.

71. Okeson jp, kemperjt, moody pm. Um estudo sobre a utilização de talas de oclusão no tratamento de pacientes agudos e crónicos com distúrbios craniomandibulares. J prosthet dent 1982;48:708-12.

72. Williamson eh, lundquist do. Orientação anterior: o seu efeito na atividade electromiográfica dos músculos temporal e masseter. J prosthet dent 1983;49:816-23.

73. Manns a, miralles r, santander h, valdivia j. Influência da dimensão vertical no tratamento da síndroma de dor e disfunção miofascial. J prosthet dent 1983;50:700-9.

74. Sheikholeslam a, holmgren k, riise, c. Estudo clínico e electromiográfico dos efeitos a longo prazo de uma tala oclusal nos músculos temporal e masseter em pacientes com perturbações funcionais e bruxismo noturno. J oral rehabil 1986;13:137-

75. Haokanlundh e per-lennartwestesson. Acompanhamento a longo prazo após tratamento oclusal para correção da posição anormal do disco da articulação temporomandibular. Oral surgery, oral medicine, oral pathology, volume 67, número 1, janeiro de 1989, páginas 2-10.

76. Quayle aa et al. Soft oclusal splint therapy in the treatment of migraine and other headaches. J dent. 1990 jun;18(3):123-9.

77. Dos santos j jr, nowlintp, the effect of splint therapy on temporomandibular joint position measured by the gerber resiliency test. J oral rehabil. 1992 nov;19(6):663-70.

78. Holmgren k, sheikholeslam a, riise c. Efeito de uma tala oclusal maxilar de arco completo na atividade parafuncional durante o sono em pacientes com bruxismo noturno e sinais e sintomas de distúrbios craniomandibulares. J prosthet dent 1993;69:293-7.

79. Kai s et al.: Resultados a longo prazo do tratamento não cirúrgico na deslocação anterior não redutora do disco da articulação temporomandibular. Oral surgery oral

med oral pathol oral radiolendod. 1998 mar;85(3):258-67.

80. Dao tt, lavignegj. Talas orais: as muletas para as desordens temporomandibulares e o bruxismo? Crit rev oral biol med.1998;9(3):345-61.

81. Pettengill ca et al. Um estudo piloto que compara a eficácia de aparelhos estabilizadores duros e moles no tratamento de pacientes com desordens temporomandibulares. J prosthet dent. 1998 fev;79(2):165-8.

82. Emshoff r, bertram s. O efeito a curto prazo das talas de estabilização nas dimensões locais da secção transversal dos músculos da cabeça e do pescoço. J prosthet dent. 1998 out;80(4):457-61

83. Korioth tw et al avaliação digital dos padrões de desgaste oclusal em talas de estabilização oclusal: um estudo piloto.jprosthet dent. 1998 ago;80(2):209-13.

84. Al-quran fa,lyons mf, the immediate effect of hard and soft splints on the electromyography activity of the masseter and temporalis muscles. J oral rehabil. 1999 jul;26(7):559-63.

85. Conti pc et al,treatment of painful temporomandibular joint clicking with oral splints: a randomized clinical trial j am dent assoc. 2006 aug;137(8):1108- 14.

86. Schmitter m. Et al, terapia conservadora em pacientes com deslocamento anterior do disco sem redução usando 2 talas comuns: um ensaio clínico randomizado. J oral maxillofac surg. 2005 sep;63(9):1295-303.

87. Robert w. Wassell, nigeladams e peter j. Kelly. O tratamento de desordens temporomandibulares com talas estabilizadoras na prática dentária geral: acompanhamento de um ano. J am dent assoc2006;137;1089-1098.

88. C. Alpaslana, s. Kahramana,b. Gu" nerb, s. Cula. A utilização de talas macias ou duras afecta o resultado a curto prazo da artrocentese da articulação temporomandibular? Int. J. Oral maxillofac. Surg. 2008; 37: 424-427.

89. Marcelo matidahamata et al, avaliação comparativa da eficácia de splints oclusais confeccionados em relação cêntrica ou máxima intercuspidação em pacientes com desordens temporomandibulares. J appl oral sci. *2009;17(1):32-8*

90. Restrepoa cc, medinab i, patiñob i efeito das talas oclusais nas perturbações temporomandibulares, no desgaste dentário e na ansiedade de crianças bruxistas eur j

dent 2011;5:441-450

91. Pita ms, ribeiroab, garciaar, pedrazzi v e zuim pr. Efeito da espessura do splint oclusal na atividade elétrica dos músculos mastigatórios durante o repouso e o apertamento. Braz oral res. 2011 nov-dez;25(6):506-11.

92. Anders johansson et al, bruxism and prosthetic treatment: a critical review, journal of prosthodontic research, 2011; 55: 127-136.

93. Rahul srivastava et al, oral splint for temporomandibular joint disorders with revolutionary fluid system; dent res j (isfahan). 2013 mayjun; 10(3): 307313.

94. Fabrizio carini et al, próteses implanto-suportadas com reprodução da articulação temporomandibular após ressecção hemimandibular: um relato de caso; annali di stomatologia 2014; suppl. 2 a n. 2: 1-9

95. Shuji shigemoto et al, diagnóstico e tratamento da apneia obstrutiva do sono: conhecimentos fundamentais e clínicos em apneia obstrutiva do sono, 2015; journal of prosthodonticresearch , 2015; 5 9: 1 6 1 - 1 7 1.

96. K. Gnanashanmugham et al, terapia com tala gnatológica no distúrbio da articulação temporomandibular; j pharm bioallied sci. 2015 abr; 7(suppl 1): s314-s318.

97. Junjie liu et al, injeção na cavidade articular combinada com redução manual e tratamento com tala de estabilização da deslocação anterior do disco; int j clinexp med 2015;8(4):5943-5948

98. Paulo césar rodrigues et al, management of painful temporomandibular joint clicking with different intraoral devices and counseling: a controlled study; j appl oral sci. 2015

99. Sampa ray et al, maxillary palatal ramp prosthesis: a prosthodontic solution to manage mandibular deviation following surgery; contempclin dent. 2015 mar; 6(suppl 1): s111-s113.

100. V hegde, uma revisão dos distúrbios da articulação temperomandibular;jips2005; 5(2): 56-61

101. Vivian tsai, síndrome da articulação temporomandibular. Medscape 2015.

102. Sharmila devidevaraj, desarranjo interno da articulação temporomandibular - uma revisão. Revista Iosr de ciências dentárias e médicas 2014;

13(3): 66-73.

103. Donlon wc, jacobson al. Headache and facial pain, in fundamentals ofotolaryngology, second ed., f lucente& m sobel m (eds), raven press: new york; 1988. P. 156-70

O glossário de termos de prótese dentária -8. julho de 2005.
Tim J. Dylina, uma abordagem de senso comum para a terapia com splint. O jornal de odontologia protética 2001; 86(5): 539-545.

106. N j capp, tooth surface loss: oclusion and splint therapy. *British dental journal 1999;* 186, 217 - 222

107. Rahul srivastava, tala oral para distúrbios da articulação temporomandibular com sistema de fluido revolucionário. Dent res j (isfahan). 2013 mayjun; 10(3): 307313

108. Amin A, Meshramkar R, Lekha K. Gestão da dor miofacial com tala oral líquida. Eur J Prosthodont 2015;3:77-9

109. Paulo césarrodrigues, uso parcial de talas de reposicionamento anterior no tratamento da dor e disfunção da ATM: estudo controlado de um ano. J appl oral sci. 2005;13(4):345-50.

110. Preeti agarwal katyayan, eficácia da terapia com aparelhos na dor facial relacionada à desordem temporomandibular e mobilidade mandibular: um estudo controlado randomizado. J indianprosthodontsoc. 2014 sep; 14(3): 251261.

111. Alqutaibi ay, aboalrejal an (2015) types of oclusal splint in management of temporomandibular disorders (tmd). J arthritis 4:176. Doi:10.4172/2167-7921.1000176

112. Dawson, peter e. 2006. Functional oclusion: from tmj to smile design. Edimburgo: elseviermosby.

113. Holmgren k, sheikholeslam a, riise c. Effect of a full-arch maxillary oclusal splint on parafunctional activity during sleep in patients with noturnal bruxism and signs and symptoms of craniomandibular disorders. J prosthet dent. 1993;69:293-297.

114. Matsuka y, yatani h, kuboki t, et al. 1996. Desordens temporomandibulares na população adulta da cidade de okayama, japão.cranio,

14:158-62.

115. Costen jb, uma síndrome de sintomas do ouvido e dos seios nasais dependente da função perturbada da articulação temporomandibular. 1934; annotolrhinollaryngol 43:1-

116. Kirk l, fridrich, et al. Prospective comparison of arthroscopy and arthrocentesis for temporomandibular joint disorders. J oral maxillofac surg. 1996;54:816-820. Doi: 10.1016/s0278-2391(96)90526-1.

117. Manco lg, messing sg., avaliação da terapia com splint através de tomografia computorizada sagital direta. Oral surgery oral med oral path. 1986 jan;61(1):5-11.

118. Manzione jv, katzbergrw, brodskygl, seltzer se, mellinshz. Desarranjos internos das articulações temporomandibulares: diagnóstico por tomografia computorizada sagital direta. Radiologia. 1984;150:111-5.

119. Conti pc, dos santoscn et al, o tratamento do estalido doloroso da articulação temporomandibular com talas orais: um ensaio clínico randomizado. J am dent assoc. 2006 ago;137(8):1108-14.

120. Tomás

klit pedersen, janne grOnhOj, birte melsen, troels herlin,condição condilar e crescimento mandibular durante o tratamento funcional precoce de crianças com artrite crónica juvenil. Revista Europeia de Ortodontia1995; 385-394.

121. Mieszkowiçckiewicz et al, utilização de resina fotopolimerizável para fabricar talas oclusais: relato de dois casos braz. Dent.

J. Vol.23 no.4 ribeiraopreto 2012

122. Raj Upadya, Quando utilizar um aparelho de desprogramação anterior e porquê. A Academia Dawson.

123. Ziad Al-Ani et al, Terapia com tala de estabilização para o tratamento da dor miofascial temporomandibular: uma revisão sistemática. Journal of Dental EducationNovember 1, 2005 vol. 69 no. 111242-1250

124. Axel Bumann, Ulrich Lotzmann, Distúrbios da ATM e dor orofacial. O papel da medicina dentária numa abordagem de diagnóstico multidisciplinar.

*Imagens obtidas a partir dos artigos acima referidos e de vários fontes na internet:

a. Atlas de anatomia humana. Frank H. Netter
b. Photo-pedia.com
c. drmueller-healthpsychology.com
d. peoplesmartcenter.com
e. inforum.com
f. symmetrisdentistry.com
g. dme-medical.com
h. findadawsondentist.com
i. dentistrytoday.com
j. researchgate.net
k. slideshare.net
l. maryland-implants.com
m. dentagama.com
n. firstlabdirect.co.uk
o. greatlakesortho.com
p. halligantmj.com
q. bmcoralhealth.biomedcentral.com
r. aztecortholab.com
s. intranet.tdmu.edu.ua
t. qcortho.com
u. functionalorthoticdesign.com.br

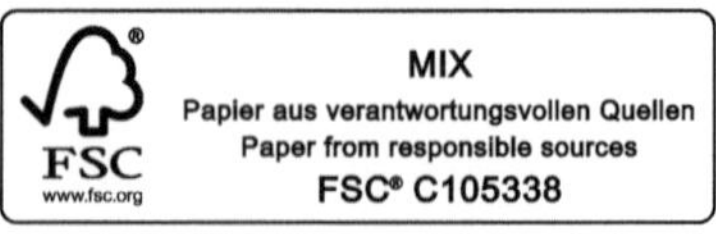

Printed by Books on Demand GmbH, Norderstedt / Germany